AF384908

ÉTUDE

SUR LA

MÉDICATION SALICYLÉE

DANS

LA FIÈVRE TYPHOIDE

PAR

Henri RABEAU

Docteur en médecine de la Faculté de Paris,

PARIS

TYPOGRAPHIE A. PARENT, A. DAVY, Successeur.

RUE MONSIEUR-LE-PRINCE, 31

—

1882

ÉTUDE

SUR LA

MÉDICATION SALICYLÉE

DANS

LA FIÈVRE TYPHOÏDE

PAR

Henri RABEAU

Docteur en médecine de la Faculté de Paris,

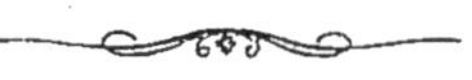

PARIS

TYPOGRAPHIE A. PARENT, A. DAVY, Successeur.

RUE MONSIEUR-LE-PRINCE, 31.

—

1882

A MON PÈRE

Rabeau.

ÉTUDE

SUR LA

MÉDICATION SALICYLÉE

DANS LA FIÈVRE TYPHOÏDE

INTRODUCTION.

Nous diviserons cette étude en cinq chapitres.

Dans le premier, nous analyserons brièvement les recherches les plus récentes sur l'origine parasitaire de la fièvre typhoïde.

Dans le deuxième nous passerons en revue les divers moyens antiseptiques proposés successivement pour le traitement de cette maladie.

Dans le troisième, nous résumerons les premiers essais de traitement de la fièvre typhoïde par l'acide salicylique et le salicylate de soude faits il y a quelques années en Allemagne et en France.

Dans le quatrième et dans le cinquième chapitres, nous exposerons les tentatives thérapeutiques instituées l'année dernière et cette année même dans le service de M. le professeur Vulpian, d'abord avec le salicylate de bismuth, puis avec l'acide salicylique.

Enfin nous ferons suivre nos conclusions d'un index bibliographique.

C'est à M. le professeur Vulpian que nous devons l'idée et les matériaux les plus importants de cette thèse. Qu'il nous soit permis d'adresser publiquement à notre savant maître l'expression de notre vive et sincère gratitude pour la bienveillance qu'il nous a témoignée, pour la libéralité avec laquelle il a mis à notre disposition les observations qui forment la base de ce travail, enfin pour l'honneur qu'il nous a fait en daignant accepter la présidence de notre thèse.

CHAPITRE PREMIER.

L'analogie remarquable que présente le développement des maladies épidémiques et contagieuses avec les phénomènes de la putréfaction et de la fermentation n'avait pas échappé à l'ancienne médecine ; la qualification de *putrides* qu'elle donnait à certaines fièvres en témoigne. Les plus hardis allaient jusqu'à admettre comme cause productrice de ces maladies la pénétration d'êtres vivants dans l'organisme et leur pullulation au sein des humeurs et des tissus. Ils comparaient les miasmes contagieux aux germes des animaux et des plantes. Mais il était réservé à notre temps de transformer cette théorie du *contagium vivum*, jusque-là vague et conjecturale, en une doctrine précise et positive. La découverte de la bactéridie charbonneuse par M. Davaine (1850), celle d'un vibrionien du genre *Spirillum* dans le sang des sujets atteints de fièvre récurrente par Obermeyer (1868), enfin et surtout les admirables travaux de M. Pasteur sur le charbon, la septicémie, l'infection purulente, la pébrine des vers à soie, le choléra des poules, etc., ont démontré d'une manière irréfragable que certaines maladies étaient produites par un agent organisé spécifique. Il s'en faut que la même démonstration ait été faite pour toutes les maladies dites virulentes, miasmatiques, zymotiques ou infectieuses. Pourtant il est vraisemblable qu'elle se fera. On ne peut, en effet, se refuser à croire que les fièvres éruptives et la typhoïde, par exemple, qui offrent dans leur évolution et dans leur mode de propagation tant et de si étroits rapports avec la maladie charbonneuse, n'aient pas, comme elle, pour cause un germe morbide spécifique.

Quelles que soient la valeur et la légitimité de cette induction, de nombreuses investigations ont été faites, dans ces dernières années, pour découvrir le micro-organisme que l'on suppose être l'agent de la fièvre typhoïde. Il nous a paru intéressant de passer en revue les principales recherches dont le prétendu ferment typhogène a été l'objet, avant d'étudier la série des moyens que l'on a proposés pour le combattre.

Nous ne signalerons que pour mémoire les travaux de MM. Coze et Feltz, de Tigri, de Hallier, qui prétendent avoir trouvé des bactéries ou des micrococcus dans le sang des typhiques.

En 1875, Sokoloff, sur douze cas de fièvre typhoïde, n'a trouvé que trois fois des micrococcus dans la rate. Dans ces trois cas le processus était récent. Dans les autres cas les lésions intestinales étaient déjà anciennes.

En 1878, Fischel dit avoir trouvé, sur vingt-neuf cas, quinze fois des colonies de micrococcus dans la rate, et plus souvent encore dans les ganglions lymphatiques. Les résultats positifs appartenaient, pour la plupart, aux stades de début de la maladie. Les amas de micrococcus se composaient de granules ronds ou ovoïdes, un peu plus grands et séparés les uns des autres par une substance intermédiaire un peu plus abondante que les micrococcus septiques.

Eberth, dès 1872, avait indiqué la présence de micrococcus dans les abcès rénaux des typhiques. Il pensait aussi que la diphthérie du pharynx qui existe quelquefois chez les typhiques, et la destruction des cartilages du larynx pouvaient être considérées comme le point de départ de l'invasion des parasites. En 1880, il a publié de nouvelles recherches sur le même sujet. Sur vingt-trois cas, il dit avoir trouvé douze fois des organismes; douze fois dans les ganglions, six fois seulement dans la rate. Les organismes étaient toujours plus abondants dans les ganglions que dans la rate, qui ne contenait d'ordinaire que des colonies pauvres et peu nombreuses. D'après Eberth, les bacillus seraient plus communs et plus abondants dans les deux premières semaines, que vers la fin de la troisième et dans le cours de la quatrième.

Letzerich (1881) a trouvé dans les crachats des typhiques un micrococcus qu'il a cultivé. Des gouttelettes du liquide de culture ont été inoculées à des lapins; dans plusieurs cas, ces inoculations ont donné des résultats positifs. L'animal a présenté une fièvre continue, et, à l'autopsie, on a rencontré des lésions semblables à celles qui accompagnent la fièvre typhoïde : infiltration des plaques de Peyer, des follicules isolés, des ganglions mésentériques, de la rate, etc. Le micrococcus se présente sous deux formes : des spores et des filaments segmentés. On rencontre des spores à l'intérieur des leucocytes, dans les espaces et dans les vaisseaux lymphatiques, dans les vaisseaux sanguins. Les spores sont d'abord réunies en petits amas. Plus tard des filaments, plus ou moins allongés et segmentés, s'en distinguent de plus en plus nettement. Il se forme ainsi un véritable mycélium de schistomycète.

Le professeur Guido Tizzoni (1880) considère également la fièvre typhoïde comme une véritable schistomycose. Durant une épidémie légère qui sévissait à Catane, il a pu produire une fièvre typhoïde artificielle, chez des chiens, en injectant sous la peau de ces animaux des matières organiques insolubles, extraites de l'eau potable, et tenues en suspension dans de l'eau distillée.

Voici les principales conclusions qu'il tire de ses expériences : Les lésions anatomiques du typhus expérimental, et spécialement les ulcérations des plaques de Peyer, l'infiltration médullaire des glandes mésaraïques et la tuméfaction de la rate, sont produites et entretenues par la présence à l'intérieur des éléments, dans leurs interstices et dans les vaisseaux de très petits parasites constitués par des micrococcus isolés ou réunis en amas, et par un mycélium ramifié à contenu très finement granuleux et à anneaux très courts. L'infection typhique peut se transmettre d'un animal à un autre par la transfusion du sang. Le virus typhique a une action élective sur le tube gastro-intestinal, même lorsqu'il est absorbé par le tissu cellulaire sous-cutané. Les substances solubles ou insolubles extraites de l'air n'ont jamais produit d'infection typhoïde. Même résultat négatif lorsqu'on s'est servi de substances extraites de l'eau après la cessation de l'épidémie. Les substances extraites de l'eau en temps d'épidémie cessent d'être nocives lorsque les micro-organismes qu'elles contiennent ont perdu leurs mouvements.

Les recherches les plus complètes et les plus précises sur le sujet qui nous occupe sont celles de Klebs, qui ont été publiées l'année dernière.

Il a décrit sous le nom de *Bacillus typhosus* le micro-organisme qu'il considère comme la cause productrice de la fièvre typhoïde. Nous résumerons les conclusions de son travail.

Le *Bacillus typhosus*, arrivé au plus haut point de son développement, forme des filaments non segmentés ni ramifiés, longs de plus de 50 μ et larges d'à peine 0 μ, 2, tant qu'il ne se développe pas de spores. Dans ce dernier cas la largeur peut s'accroître jusqu'à 1/2 μ Les spores sont rangées sur une seule ligne, immédiatement l'une derrière l'autre. Avant d'atteindre ce degré de développement, les *B. typhosus* forment de courts bâtonnets qui peuvent déjà contenir des spores; celles-ci sont d'ordinaire alors terminales. La transition des bâtonnets aux filaments est établie par une série de bâtonnets ne contenant pas de spores et qui résultent vraisemblablement de la segmentation transversale des premiers bâtonnets. Les filaments se trouvent dans les tissus à l'état de mycélium plus ou moins épais.

Les *Bacillus typhosus* ont la propriété de pénétrer dans les tissus; ce caractère les distingue des bactéries de la putréfaction. Cette pénétration a lieu par la voie des glandes de Lieberkühn, dans la lumière desquelles Klebs les a ordinairement trouvés dans des cas récents. Ils ne remplissent pas la lumière des glandes, ils sont plus nombreux dans le cul-de-sac. On les trouve dans le revêtement épithélial, quelquefois même déjà dans le tissu conjonctif ambiant. Dans chaque plaque typhoïde de l'intestin on trouve des *Bacillus*, tant que le processus est en activité. Leur développement dans la muqueuse intestinale atteint son maximum en quatorze jours environ, puis rétrograde après nécrose ou ulcération, ou même sans qu'il y ait eu ulcération, après simple dégénérescence graisseuse des cellules.

Tous les autres troubles dépendent de nouveaux dépôts bacillaires soit dans l'intestin, soit dans d'autres organes. L'infection peut s'opérer à la fois par les poumons et par l'intestin. Une partie des spores inspirées reste fixée sur la surface humide des cavités nasale, buccale, pharyngienne, et pénètre, avec la salive déglutie, dans l'estomac, puis dans l'intestin. Dans ce mode d'infection par l'air, les altérations des poumons seront plus fréquentes et plus précoces, que dans l'infection par des substances mêlées aux aliments ou aux boissons.

La tuméfaction des plaques de Peyer par implantation de bacillus typhiques peut exister longtemps sans fièvre et sans troubles nerveux ; ces derniers phénomènes résulteraient de la diffusion des germes bacillaires hors de l'intestin. Strube, Fraentzel ont publié des cas de typhus apyrétique. Klebs admet que le degré de la fièvre est proportionnel au degré de l'invasion des spores bacillaires dans le torrent sanguin. On ignore les conditions qui déterminent la diffusion des germes hors de l'intestin. Les altérations locales ou l'ulcération ne suffisent pas à expliquer le fait ; on les observe, en effet, dans les cas apyrétiques comme dans les cas

fébriles. Toutes les fois qu'un trouble grave se manifeste dans un organe on peut assurer qu'on y trouvera
une accumulation de bacillus. Les premiers symptômes
nerveux graves, pesanteur de tête, somnolence, délire,
etc., en un mot, tout l'état dit typhoïde, sont essentiel-
lement dus au développement de bacillus dans les espaces creux de la pie-mère. Klebs croit que les troubles
nerveux ne sont pas dus à l'action mécanique des bacillus mêmes, mais plutôt à des produits de décomposi-
tion que leur présence fait naître dans la sérosité œdémateuse et qui agissent sur le système nerveux. Les
affections pulmonaires, abstraction faite des pneumonies emboliques tardives, commencent toujours par de
l'œdème et du collapsus. Dans le liquide œdémateux
on trouve des masses de bacillus (bâtonnets et filaments), pareils à ceux de l'intestin. Eppinger a décrit
la diffusion des bacillus dans les ulcérations typhiques
du larynx, leur existence d'abord dans la muqueuse,
puis leur pénétration dans les cartilages. Klebs attribue les hémorrhagies capillaires à des obstructions de
vaisseaux par des masses mycotiques, et les hémorrhagies généralisées à des altérations des parois vascu-
laires. Dans les organes où le *Bacillus typhosus* s'accu-
mule, il y a antagonisme entre la prolifération du tissu
et celle des schistomycètes; dans les cas rapidement
mortels, il y a un tel développement de mycélium que
les éléments cellulaires périssent totalement; dans
d'autres cas le développement cellulaire l'emporte, et
les bacillus ne se développent plus que dans les
vaisseaux.

D'après Klebs, l'apparition de micrococcus dans des

cas de fièvre typhoïde serait une complication de l'affection bacillaire et appartiendrait aux processus septiques.

Klebs a cultivé le *Bacillus typhosus* et a injecté le liquide de culture à des lapins. Il a constaté que ce bacillus peut se développer en mycélium filamenteux dans la muqueuse intestinale du lapin, qu'il peut, comme chez l'homme, remplir la masse entière des plaques et obstruer les vaisseaux. On retrouve, du reste, les mêmes modifications histologiques.

En 1881, M. Hanot a eu l'occasion d'observer deux malades atteints de fièvre typhoïde qui présentèrent vers le déclin de la maladie une éruption confluente semblable à une miliaire. Le liquide des vésicules contenait des bactéries bacillaires en grand nombre. Dans un cas, surtout, une amélioration sensible avec abaissement considérable de la température survint aussitôt l'éruption apparue. Le malade était au quinzième jour d'une dothiénentérie très grave. Chez l'autre malade la miliaire bactéridienne survint vers le vingt et unième jour de la maladie.

M. le professeur Bouchard a trouvé chez une jeune fille atteinte d'ecthyma au déclin d'une fièvre typhoïde, de nombreuses bactéries bacillaires dans le liquide des pustules. Quelques semaines plus tard il observa chez un autre malade atteint de fièvre typhoïde une albuminurie rétractile. Les urines renfermaient un grand nombre de bactéries bacillaires, semblables, pour leurs caractères objectifs, aux bactéries trouvées dans l'ecthyma de la première malade. Depuis cette époque il

a trouvé des bactéries dans toutes les urines des typhiques qui contenaient de l'albumine rétractile.

Brautlecht a trouvé dans les eaux potables en temps
d'épidémie de fièvre typhoïde une espèce de bactériacée
appartenant au genre *Bacillus*. Ce bacillus existe en
quantité considérable dans l'urine des typhiques. Il l'a
cultivé et inoculé à des lapins qui sont morts avec des
lésions spléniques, intestinales et ganglionnaires rap-
pelant celles de la fièvre typhoïde de l'homme.

Maragliano, de Gênes (*Centralblatt für die medicinischen
Wissenschaften*, 14 octobre 1882), a trouvé récemment
des micro-organismes dans le sang de typhiques vivants.
A la période d'acmé de la maladie, le sang de la circulation générale contient des micro-oganismes isolés ou
agrégés. Ce sont des corpuscules globuleux, d'apparence homogène, à contours délicats, analogues aux
micrococcus ; certains sont animés de mouvements.
Dans le sang de la rate, que Maragliano se procurait
au moyen d'une seringue de Pravaz, dont la canule était
directement enfoncée dans le parenchyme splénique,
on trouve, en outre, un petit nombre d'organismes bacillaires, en tout semblables à ceux qu'ont déjà décrits
Klebs et Eberth. Pendant la convalescence, les organismes disparaissent peu à peu du sang de la rate et de
celui de la circulation générale. Lorsque les malades
sont soumis à l'usage de hautes doses de quinine, les
organismes disparaissent également ou ne se trouvent
plus qu'en faible quantité.

CHAPITRE II.

Si l'on considère la fièvre typhoïde comme produite
par un agent spécifique, il semble assez naturel de di-
riger contre cet envahisseur de l'organisme tout l'effort
de la thérapeutique, et de chercher un moyen capable
de détruire l'ennemi ou, tout au moins de neutraliser
son action. L'idée de trouver une substance pouvant agir
spécifiquement contre la fièvre typhoïde, ainsi que certaines substances agissent contre la malaria, la syphilis
et diverses maladies parasitaires, a suscité déjà de très
nombreux essais. Nous signalerons les plus importants.

Bouillaud et Chomel ont fait avec les *composés chlorés*,
dans le traitement de la fiè vr typhoïde, une série d'essais qui leur ont donné des espérances plus tard déçues.
Les expériences de Bouillaud datent de 1826, celles de
Chomel de 1831. Ce dernier en a consigné les résultats
dans ses leçons de clinique médicale (1834). Il prescrivait l'hypochlorite de soude sec, qu'il faisait dissoudre
dans la proportion de 0 gr. 90 par pot de tisane d'un
demi-litre. Ses malades arrivaient à en prendre de trois
à cinq pots par jour, soit 2 gr. 70 à 4 gr. 50 d'hypochlorite de soude. Une solution de même force était em-

ployée en lavements; on arrosait les cataplasmes de liqueur de Labarraque, on en versait un demi-litre dans les bains et l'on aspergeait de cette liqueur le plancher et les couvertures. « En résumé, disait-il, bien que les résultats obtenus par les chlorures dans le traitement de cette maladie aient été très différents dans les diverses années, cette méthode thérapeutique est encore celle qui nous a donné la plus forte proportion de succès. » Plus tard il avait fini par abandonner les chlorures comme méthode exclusive de traitement de la fièvre typhoïde. On peut admettre que le chlore et les hypochlorites n'ont qu'une action locale sur les produits de la septicéme typhique. Mais il n'est pas probable que le chlore aille utilement exercer son action sur l'état septique du sang lui-même. — Le chlore paraît à Murchison le plus utile de tous les antiseptiques employés dans le traitement de la fièvre typhoïde. Il a constaté à diverses reprises qu'il exerçait une heureuse influence sur les symptômes abdominaux.

Serres, en 1847, à l'Académie des Sciences, signalait les *préparations mercurielles* comme spécifiques de la fièvre typhoïde. Il faisait pratiquer tous les matins des frictions sur l'abdomen avec 8 ou 10 grammes d'onguent napolitain; il donnait en même temps à l'intérieur 1 gr. 50 de sulfure noir de mercure. Pour Grisolle, cette méthode est inefficace; cent malades sur lesquels il l'avait expérimentée n'en ont retiré aucun avantage sérieux.

Les seuls moyens auxquels Liebermeister reconnaisse dans une certaine mesure une action spécifique sur la fièvre typhoïde sont l'*iode* et la *calomel*.

Le traitement de la fièvre typhoïde par l'*iodure de po-tassium* fut à diverses reprises préconisé par Sauer à partir de 1840. D'autres médecins essayèrent le même moyen. Mais ces essais ne paraissent pas avoir attiré grande attention. En 1859, Magonty (*Nouveau traite-ment de la fièvre typhoïde*, Paris, 1859), proposa le traitement de la fièvre typhoïde par la solution d'iode iodurée. Von Willebrand le proposa de nouveau en 1866. Ce dernier donnait toutes les deux heures, dans un verre d'eau, trois ou quatre gouttes d'une solution d'une partie d'iode et de deux parties d'iodure de po-tassium dans dix parties d'eau. Liebermeister a em-ployé cette formule ; il a aussi employé l'iodure de po-tassium à la dose de 1 scrupule à 1 drachme par jour. Dans plus de deux cents cas traités de la sorte, il n'a observé aucune modification remarquable dans le cours de la maladie. La diarrhée et les autres phénomènes intestinaux ont paru atténués dans quelques cas. Il n'a pas constaté d'effet sur la muqueuse des organes respi-ratoires, pas de coryza, pas d'exanthème iodique. La température ne déviait pas du type ordinaire. Mais la mortalité était notablement moindre que pour les cas traités en même temps sans iode. — Murchison a em-ployé dans plusieurs cas le traitement par l'iode sans en retirer aucun avantage apparent.

Le *calomel* a été employé à l'origine à hautes doses, comme antiphlogistique par les uns, comme évacuant par les autres à l'effet d'expulser les matières infec-tieuses contenues dans l'intestin. Presque tous les ob-servateurs ont constaté les effets favorables de cette médication ; la plupart prétendent que souvent elle abrège la durée de la maladie. — Liebermeister a employé le calomel à la dose de 0 gr. 50. Il donnait trois ou quatre doses semblables dans le cours des vingt-quatre heures. La diarrhée, augmentée au début, ne tardait pas à se modérer. La stomatite n'apparaissait que lorsque, les jours suivants, on augmentait les doses, et jamais elle n'a présenté de gravité. Dans la plupart des cas, mais non dans tous, l'administration de la première dose déterminait un abaissement notable, mais passager, de la température. Liebermeister prétend que le calomel diminue la mortalité et que, donné dès le début, il abrège, dans nombre de cas, la durée de la maladie. Il l'emploie dans tous les cas de fièvre typhoïde qu'il a à traiter avant le neuvième jour de la maladie. Il ignore si l'influence favorable du calomel dépend de son action purgative, et si d'autres évacuants pourraient rendre les mêmes services. On peut supposer, en effet, que l'administration opportune d'un purgatif peut évacuer une partie du poison contenu dans l'intestin et non encore fixé. Mais on ne peut exclure *à priori* la possibilité d'une action spécifique du mercure, comme de l'iode, sur le poison typhique.

Les *sulfites* et les *hyposulfites* ont été vantés par Polli comme antiseptiques, et employés dans un certain nombre de cas de fièvre typhoïde avec un succès douteux ou nul, au dire de Murchison. Cependant Wilks, qui a donné l'*acide sulfureux* dans une épidémie grave de fièvre typhoïde, se loue beaucoup de cette médication, il n'aurait perdu qu'un seul malade qui se refusa à prendre le remède. Suivant lui, l'acide sulfureux agit en annihilant le poison typhique et en empêchant sa reproduction. Ce serait un véritable antidote de la fièvre typhoïde, capable de juguler la maladie, lorsqu'on l'administre assez tôt.

En 1869, M. Pécholier, de Montpellier, eut l'idée d'essayer les propriétés antizymotiques de la *créosote* et de *l'acide phénique* dans le traitement de la fièvre typhoïde. Il prescrivait de 3 à 5 gouttes de créosote, ou de 5 à 8 gouttes d'acide phénique dans un julep gommeux aromatisé à l'essence de citron, à prendre toutes les deux heures par cuillerées à soupe. Il employait également la créosote en lavements et en vapeurs. Ce traitement aurait pour effet de diminuer l'intensité de la fièvre, d'abréger la durée de la période fébrile, d'atténuer enfin les symptômes locaux et généraux de l'infection typhoïde. Tous les malades qui n'ont été mis en traitement qu'à une époque avancée de la maladie, n'ont obtenu absolument aucun avantage de la médication. Il en a été de même dans les cas très graves qui amènent la mort à la fin du premier septénaire ou au commencement du deuxième.

Skinner, en 1873, a traité 20 cas de fièvre typhoïde par le *sulfophénate de soude*. Il donnait toutes les quatre heures une dose de 20 grains, qu'il portait graduellement à 30 grains au bout de quelques jours. Il n'a pu dépasser cette dose sans produire des symptômes cérébraux, qui, du reste, disparaissaient dès qu'on diminuait la dose. Il n'y eut qu'un cas de mort survenu le quatorzième jour de la maladie. — Skinner a donné le sulfophénate à des sujets qui présentaient les symptômes prémonitoires de la fièvre typhoïde. La maladie ne s'est pas développée; elle a pour ainsi dire avorté;

après six ou dix jours de malaise général, on voyait les
déjections reprendre leur apparence normale, la langue
se nettoyer, et les patients déclaraient eux-mêmes avoir
recouvré leur santé habituelle.

En 1877, M. Desplats, guidé par la considération
théorique des propriétés antiseptiques du *phénol*, l'administra aux typhiques de son service. Il employa d'em-
blée des doses supérieures à celles des observateurs qui
l'avaient précédé, et il fut frappé, dès les premiers essais, de l'action générale de cette médication sur la
courbe thermique. M. Van Oye, élève de M. Desplats,
rapporte dans sa thèse 20 observations de fièvre typhoïde traitée par l'acide phénique administré en po-
tions, en lavements, en injections hypodermiques, en
pulvérisations et souvent simultanément par ces quatre
voies. Le phénol exerce sur la température une action
immédiate, mais de courte durée, qui s'accompagne de
sueurs profuses. Il faut, pour la produire, une certaine
dose administrée d'un coup (0 gr. 50 en une fois, de
1 gr. 50 à 2 grammes dans les vingt-quatre heures).
La fièvre continue est transformée en fièvre franche-
ment rémittente, parfois même intermittente. Le pouls
diminue de fréquence à mesure que la température dé-
croît. L'action sur la respration est également modératrice, mais beaucoup moins accusée.

La première idée qui se présente à l'esprit est que le
phénol agit par ses propriétés antiseptiques, en attei-
gnant le poison pyrétogène et en suspendant momentanément ses effets. Telle n'est pas l'opinion de M. Van
Oye. Il pense que le phénol agit sur le système nerveux
régulateur de la calorification. On le voit, en effet, agir,

à faibles doses (0 gr. 25), aussi bien dans les fièvres purement inflammatoires que dans les pyrexies infectieuses ; son action est rapide, de courte durée, intimement liée à des modifications circulatoires. L'abaissement de la température serait en partie dû aux sueurs. Dans un cas, M. Van Oye prévint leur production par une injection hypodermique d'un demi-milligramme de sulfate d'atropine pratiquée immédiatement avant l'administration de 1 gr. d'acide phénique en lavement. La peau demeura sur tout le corps d'une sécheresse absolue, et l'abaissement thermique fut moitié moins rapide et moins profond qu'à l'ordinaire. M. Van Oye signale la réaction vive qui suit souvent la dépression thermique produite par le phénol, et les congestions viscérales que cette réaction peut amener.

M. Royer a rapporté dans sa thèse (1881) des observations de fièvres typhoïdes traitées par l'acide phénique ou le phénate de soude dans les services de MM. Vulpian, Bouchard et Siredey. Il a constaté les propriétés antipyrétiques de ces médicaments ; il a vu que, lorsque l'abaissement thermique qu'ils déterminent est considérable, il survient des troubles assez graves : coma, sueurs profuses, pouls faible, respiration fréquente et superficielle, cyanose de la face et des extrémités. Les lavements sont le mode d'administration le plus commode ; il ne faut pas donner plus de 1 gr. d'acide phénique ou de 3 gr. de phénate de soude en un seul lavement. Ces solutions n'irritent pas le tube intestinal et sont suffisantes pour désinfecter les selles. L'acide phénique et le phénate de soude n'ont aucune influence sur la durée de la fièvre typhoïde, ni sur les complications qui surviennent dans le cours de cette maladie.

M. Rondot a vu l'acide phénique dans la fièvre typhoïde déterminer des coliques vives, des selles diarrhéiques abondantes et des troubles broncho-pulmonaires. Conséquemment, il le considère comme contre-indiqué dans les formes thoraciques, et toutes les fois qu'il y a menace de perforation.

M. Ramonet a traité par l'acide phénique quarante et un cas de fièvre typhoïde; sur ce nombre, il y a eu trente-neuf guérisons et deux décès, ce qui donne une mortalité de 4,9 0/0. Il emploie les lavements phéniqués (1 gr. d'acide phénique par lavement); il donne un lavement par jour dans les cas bénins, deux dans les cas moyens, trois dans les cas graves. Il ne dépasse jamais la dose de 4 gr. d'acide phénique par jour. D'après lui, l'acide phénique dans la fièvre typhoïde n'agit pas seulement comme antipyrétique; il exerce une action antiseptique réellement curative. Dans tous les cas, il a vu la fièvre typhoïde traitée par les seuls lavements phéniqués se modifier rapidement dans ses manifestations et sa marche, dépouiller la malignité de ses symptômes, pour affecter une placidité et une bénignité d'allure remarquables, puis tendre vers la guérison après une durée relativement courte. La défervescence se produisait du sixième au douzième jour, le quinzième jour au plus tard. De tous les accidents imputables à la médication phéniquée, la congestion pulmonaire serait, d'après M. Ramonet, le plus fréquent et le plus redoutable.

Baelz a donné dans quelques cas de fièvre typhoïde

le *thymol*, déjà recommandé par Lewin. A la dose de 2 à 3 grammes, le thymol détermine une rémission thermique notable, de 2° en moyenne. La dose de 3 gr. peut abaisser la température au-dessous de la normale, et provoquer des phénomènes de collapsus. Suivant Baelz, le thymol est inférieur comme fébrifuge à l'acide salicylique ; il a une action moins marquée et moins durable ; les troubles nerveux (bourdonnements d'oreilles, dysécie, délire, ébriété) qu'il détermine, sont plus fréquents et plus graves.

Buss a employé dans quelques cas de fièvre typhoïde le *crésotinate de soude*. C'est, d'après lui, un antipyrétique égal au salicylate de soude et à la quinine. La dépression thermique s'accompagnait d'un ralentissement du pouls et des mouvements respiratoires. Dans aucun cas il n'y a eu de troubles cérébraux, il n'y a eu de vomissements qu'une fois. La diaphorèse est peu marquée. Buss donnait le crésotinate de soude à la dose de 6 à 8 grammes.

Klebs, à la suite de ses recherches sur le schistomycète de la fièvre typhoïde, a employé le *benzoate de soude*, comme antimycotique, à la dose de 20 gr. par jour. Il rapporte deux observations de fièvre typhoïde traitées par ce moyen.

La *résorcine*, extraite du galbanum ou préparée synthétiquement en fondant le paraiodophénol avec la potasse, est un antiseptique puissant récemment introduit dans la thérapeutique. MM. Dujardin-Beaumetz et Callias l'ont administrée à de nombreux malades atteints de fièvre typhoïde, à la dose de 2 ou 3 gr. Elle ne paraît avoir aucune action favorable sur la marche de la maladie. La température n'a pas paru modifiée. C'est là un résultat en contradiction avec les expériences faites en Allemagne, où l'on a vanté les propriétés antithermiques de la résorcine. Lichtheim considère l'action antifébrile de la résorcine comme plus rapide et plus énergique que celle de l'acide salicylique et de la quinine, et il croit qu'elle pourra être utile dans certains cas, malgré la courte durée de son action. Lichtheim l'administrait à doses massives (de 2 à 4 gr. à la fois). M. Dujardin-Beaumetz, au contraire, l'administrait à doses fractionnées, ne dépassant pas la dose totale de 0 gr. 50 à 2 gr. par jour. C'est à cette circonstance sans doute qu'il faut attribuer son insuccès.

Cette année même, M. le professeur Vulpian a tenté quelques essais avec l'*acide borique*. Il le donnait à la dose de 12 à 16 grammes par jour dans un litre de limonade tartrique. Il n'a pas constaté d'action thérapeutique bien accusée, et il ne lui semble pas que l'acide borique doive prendre place au nombre des moyens dont on peut faire usage dans le traitement de la fièvre typhoïde.

CHAPITRE III.

DU TRAITEMENT DE LA FIÈVRE TYPHOÏDE PAR L'ACIDE SALICYLIQUE ET PAR LE SALICYLATE DE SOUDE.

Au siècle dernier, les préparations d'écorce de saule, surtout l'infusion, étaient très usitées comme fébrifuges, notamment dans la thérapeutique des fièvres intermittentes. Vers 1827, Leroux retira de l'écorce du *Salix helix* un principe cristallisé, la salicine. Après quelques essais, la salicine tomba dans l'oubli comme agent thérapeutique. Trousseau et Pidoux lui refusent toute vertu fébrifuge et ne lui accordent que des propriétés toniques et anthelminthiques. Suivant Peschier, il existe dans les bourgeons floraux de la reine des prés (*Spiræa ulmaria*) de la salicine qui, pendant la floraison, s'oxyde et se convertit en hydrure de salicyle. En 1838, Piria découvrit l'acide salicylique en fondant l'hydrure de salicyle avec la potasse; peu de temps après, Gerhardt démontra qu'on pouvait obtenir cet acide en faisant agir directement la potasse sur la salicine. En 1860, Kolbe et Lautemann réalisèrent la synthèse de l'acide salicylique en soumettant le phénol à l'action simultanée de l'acide carbonique et de la soude. En 1874, on appliqua à la fabrication industrielle de l'acide salicylique ce procédé qui permet d'en préparer à peu de frais des quantités considérables. C'est à la même époque que l'acide en question fit son apparition dans la thérapeutique.

Kolbe, le premier, mit en évidence les propriétés antiputrides et antifermentescibles de ce corps. Il constata que l'acide salicylique arrête ou retarde la plupart des phénomènes de fermentation et de putréfaction, et montra qu'on peut l'utiliser comme désinfectant. Les propriétés de l'acide salicylique devinrent alors en Allemagne l'objet de nombreux travaux. Bucholtz montra que son pouvoir antiseptique est supérieur à celui de l'acide phénique. D'après cet auteur, il faut pour arrêter le développement des bactéries une solution d'acide salicylique à 1/666 et une solution d'acide phénique à 1/250. Pour anéantir leur pouvoir de reproduction, il faudrait une solution d'acide salicylique à 1/312 et une solution d'acide phénique à 1/25. Krajewski a constaté que l'activité du sang septique était détruite par des solutions d'acide salicylique à 1/300 et de phénate de soude à 1/40 ; il inoculait à des lapins parties égales de ces solutions et de sang septique. La mort n'avait pas lieu, tandis que des lapins inoculés en même temps avec du sang septique pur succombaient. D'après le même auteur, Dougall et Croce-Calvert ont trouvé que pour arrêter le développement des bactéries dans une infusion de foin, dans l'urine ou dans une solution d'albumine, il faut une solution d'acide salicylique à 1/1000 et une solution d'acide phénique à 1/450. D'après Jalan de la Croix, pour empêcher le développement des bactéries dans une infusion aqueuse de chair de bœuf, une solution d'acide salicylique à 1/1003 suffit ; pour détruire leur pouvoir de reproduction, il faut une solution à 1/343 ; enfin, pour tuer des bactéries déjà développées, une solution à 1/60 est nécessaire. D'après M. Béchamp, l'acide salicylique ne tue pas la levûre de bière, il suspend seulement ses fonctions.

Buss est le premier qui ait eu l'idée d'employer l'acide salicylique dans les maladies fébriles et infectieuses, et notamment dans la fièvre typhoïde. C'est en 1874, à l'hôpital cantonal de Saint-Gall, qu'il fit ses premiers essais. Les propriétés antiseptiques de l'acide salicylique lui avaient suggéré l'idée de rechercher s'il ne serait pas antipyrétique. Il le donna d'abord à des sujets sains (non fébricitants), à la dose de 4 gr. au plus. Les symptômes observés furent les suivants : goût désagréable ; congestion vers la tête peu de temps après l'administration du médicament ; sensation subjective de chaleur à la face, puis sur tout le corps ; quelquefois sueur légère ; diminution de l'acuité visuelle et auditive ; dans un seul cas, il y eut des nausées ; dans aucun autre cas, il n'y eut de trouble du côté des organes digestifs ; l'appétit ne fut jamais altéré ; 3 gr. déterminaient chez certains individus des bourdonnements d'oreilles au bout de deux ou trois heures ; 4 gr. en déterminaient constamment au bout de deux heures ; ce phénomène cesse d'ordinaire au bout de six heures environ ; il n'y eut de surdité que dans un cas. L'absorption est très rapide et, dans un cas, on put, au bout de dix minutes, déceler la présence de l'acide dans l'urine ; dans ce même cas, on trouvait encore des traces d'acide dans l'urine au bout de trente-deux heures. L'état général n'était pas notablement modifié, sauf dans le premier quart d'heure. Ni la température,

ni la fréquence du pouls ne sont modifiées d'une façon
appréciable. Liebermeister a, du reste, obtenu le même
résultat en donnant la quinine à des sujets sains.

Chez les fébricitants, les effets sont autres ; ils sup-
portent une bien plus grande quantité d'acide que les
sujets sains. Avec de hautes doses, Buss a observé un
effet narcotique indirect, mais seulement chez les individus que la fièvre empêchait de dormir depuis longtemps. Jamais il n'a observé ni délire, ni convulsions,
ni excitation psychique, ni paralysie, aucun effet, en
un mot, sur le système nerveux central. Il n'a pas non
plus observé de collapsus. Les grandes chutes de température se produisent d'ordinaire au milieu de sueurs
profuses. Sous forme pulvérulente, l'acide salicylique a
déterminé quelquefois des vomissements. Il ne paraît
pas exercer d'influence sur l'intestin. Buss n'a pas noté
d'effet sur les organes respiratoires. Peu après l'administration du médicament, le pouls s'accélère ; puis sa
fréquence diminue lorsque la température commence
à baisser. Jamais l'élimination de l'acide n'a déterminé
d'irritation sur les muqueuses vésicale et uréthrale. En
lavement, l'acide salicylique n'exerce pas non plus d'influence irritante sur la muqueuse rectale. Buss n'a pas
constaté d'action sur le volume de la rate. Il est bien
plus difficile de diminuer l'exacerbation vespérale en
donnant l'acide le matin que d'augmenter la rémission
matinale en le donnant le soir. Dans ce dernier cas, le
médicament et la tendance naturelle de la température
agissent dans le même sens ; dans le premier cas, ils
agissent en sens contraire. L'effet de l'acide salicylique
persiste douze heures environ. Le maximum de l'abais-

sement thermique s'observe environ cinq heures après l'administration du médicament. Lorsque l'effet maximum est atteint, la température ne tarde pas à remonter. Si l'on donne une dose de 6 gr. le soir et une nouvelle dose égale le lendemain matin, on peut obtenir une intermission durant le jour entier; on a ainsi un effet cumulatif. Les doses fractionnées ont un effet bien moins marqué que les doses massives. Buss donnait l'acide salicylique soit en poudre dans du pain azyme, soit en émulsion dans de l'eau. Il a pu déceler sa présence dans la sueur, la salive et les crachats. Il conclut en déclarant que l'acide salicylique, donné à dose double de la quinine, lui paraît avoir la même efficacité antipyrétique que celle-ci.

Riess, en 1875, a employé l'acide salicylique dans plus de 400 cas, dont 260 cas de fièvre typhoïde. Les résultats, surtout dans le traitement de cette maladie, auraient été extrêmement favorables. Il donna d'abord l'acide en solution dans un mélange d'alcool et de glycérine. Cette solution était, au bout de quelque temps, assez mal supportée; il y renonça. Partant de cette idée, que l'acide salicylique passe dans le sang à l'état de sel de soude, il essaya des solutions dans l'eau au moyen de sels de soude, phosphate, carbonate ou biborate; il constata que l'effet était le même qu'avec l'acide libre. Exceptionnellement, il se produisit des vomissements, surtout après les premières doses. Rarement, ils ont été assez forts pour empêcher les effets de l'acide salicylique de se manifester. Au début, Riess essaya de petites doses qu'il éleva progressivement; il ne tarda pas à se convaincre que la dose de 5 gr. était la plus

convenable dans la majorité des cas. Dans quelques
cas, il a donné 7 gr. 50, qui ont été bien supportés.
Chez les sujets de sept à douze ans, la dose de 2 gr. 50
est suffisante. La dose de 5 gr., donnée à des sujets
sains apyrétiques (23 fois à 7 individus), n'a déterminé
chez la plupart aucun trouble. Quelques-uns éprou-
vèrent un peu de lourdeur de tête, une sueur modérée,
des bourdonnements d'oreilles passagers et de l'am-
blyopie; constamment on observait un abaissement de
température (contrairement aux assertions de Buss).
Sauf un cas, la température s'abaissait de 0°,9 en
moyenne, dans l'espace de quatre à six heures. Si la
dose était donnée plusieurs jours de suite, la température restait même dans les intervalles au-dessous de la
normale. On n'observa pas d'influence sur le pouls.
Chez les fébricitants, une dose de 5 gr. fait descendre la
température à la normale ou au-dessous, en quelques
heures, quelquefois en une ou deux heures. On observe
des chutes de deux, trois, quatre, même cinq ou six
degrés. Dans bon nombre de cas, la rémission thermique dure près de vingt-quatre heures, de sorte que
la température ne revient à son chiffre primitif qu'au
bout d'un jour; dans d'autres cas, la chute ne dure que
quelques heures. En général, on reconnaît que la résistance opposée par la fièvre à l'action de l'acide salicylique est proportionnelle à l'intensité du processus.
C'est ce que l'on observe notamment dans les maladies
fébriles mortelles; dans les derniers jours, on n'obtient
que de faibles et brèves rémissions, de sorte que souvent l'inefficacité de l'acide salicylique permet d'établir
un pronostic fatal.

Riess a expérimenté l'acide salicylique dans 260 cas de fièvre typhoïde, durant une épidémie assez grave qui sévissait à Berlin, dans l'automne de 1875; 209 de ces cas appartenaient à des fièvres typhoïdes récentes; les 51 autres étaient dans la période d'état. Dans tous ces cas, dès que le diagnostic fut établi et que la température dépassa 39°, on donna l'acide salicylique. La température était prise toutes les heures, nuit et jour. Dans les cas graves dont la température résistait à la médication ou bien qui présentaient des phénomènes cérébraux intenses, on combina le traitement par l'acide salicylique avec les bains froids. Dans les autres cas on employait, concurremment avec l'acide salicylique, le traitement symptomatique habituel : acides, expectorants, astringents, surtout les toniques et les alcooliques à doses suffisantes. D'ordinaire la première dose n'avait pas d'action notable. Mais l'effet des doses suivantes n'en était que plus marqué. Les rémissions thermiques duraient habituellement de douze à vingt-quatre heures, de sorte qu'en moyenne une dose par vingt-quatre heures suffisait. Vers le milieu ou la fin du deuxième septénaire les rémissions devenaient plus longues, et l'on pouvait laisser un espace de trente-six à quarante-huit heures entre deux doses. Du treizième au quatorzième jour en moyenne, la température ne s'élevait plus d'une façon notable; elle dépassait à peine 38° quelques jours encore, et enfin redevenait normale. On voit donc qu'un petit nombre de doses d'acide salicylique (de huit à dix en moyenne) suffisaient pour effacer tout le tableau de la fièvre typhoïde. — Il est remarquable que l'acide salicylique n'a pas d'in-

fluence sur le pouls, contrairement à l'assertion de
Buss. On voit souvent une température de 36° à 37°
avec 120 pulsations par minute ou même davantage.
Le dicrotisme était moins fréquent. — Jamais Riess n'a
observé de phénomènes de collapsus chez les typhiques
après l'administration de l'acide salicylique. — Dans la
majorité des cas, l'acide n'a pas déterminé plus de
troubles chez les typhiques que chez les sujets sains.
Ils se bornaient à de la pesanteur de tête, à des bourdonnements d'oreilles, à un affaiblissement de la vue.
Dans quelques cas, on observa une excitation psychique
de courte durée. Les vomissements étaient exceptionnels, et jamais ils n'ont été assez opiniâtres pour faire
suspendre l'action du médicament. — La diaphorèse
était fréquente, mais non constante ; souvent elle était
profuse ; elle survenait une ou deux heures, quelquefois
un quart d'heure ou une demi-heure après l'action du
médicament. — Dans les cas graves, notamment dans
ceux qui se terminaient par la mort, la température
résistait opiniâtrément à l'acide salicylique. Dans ces
cas la rémission ne durait que quelques heures, de
sorte qu'il fallait répéter la dose deux ou trois fois par
jour. D'autres fois la température s'abaissait, mais la
somnolence et les autres symptômes typhiques persis-
taient et aboutissaient à la mort. — Dans quelques cas
légers, en même temps que s'abaissait la température,
les autres symptômes : somnolence, troubles digestifs,
splénomégalie, etc., diminuaient. Mais le fait était loin
d'être constant ; quelquefois, même après la crise défi-
tive de la température, les malades présentaient encore
l'habitus typhique. Ces faits sont une preuve nouvelle

que l'élévation de la température est un symptôme important des fièvres infectieuses, mais n'en constitue pas l'essence, et qu'il ne faut pas chercher dans l'hyperthermie seule la cause de la perniciosité de ces maladies. — Dans les formes légères, quelques doses d'acide salicylique, souvent même une seule, ont suffi dans nombre de cas, pour amener une chute définitive de la température et un amendement des autres symptômes. La défervescence est survenue quelquefois le quatrième ou le cinquième jour, dans un plus grand nombre de cas, du huitième au dixième jour. Dans tous ces cas le diagnostic était certain ; la tuméfaction de la rate, les phénomènes cérébraux, les troubles intestinaux, l'éruption de taches rosées permettaient de l'affirmer. — Dans cette série de 260 cas la mortalité a été élevée ; il y a eu 63 morts, soit 24 pour 100. Mais il est impossible de juger les méthodes thérapeutiques par la mortalité d'épidémies isolées, et surtout par la statistique de la mortalité dans les hôpitaux. L'épidémie dont il s'agit fut d'ailleurs particulièrement grave. Sur les 63 cas de mort, 22 étaient entrés à l'hôpital à la fin de la deuxième semaine ou plus tard ; 8 ne furent en traitement qu'un ou deux jours ; 29 moururent de complications ou de suites de la fièvre typhoïde ; dans les 12 cas restants la mort a été due à l'intensité du processus typhique et est survenue au milieu de phénomènes cérébraux violents. Dans les cas favorables la durée de la fièvre a été manifestement abrégée ; elle a été au maximum de 25 jours, au minimum de 4 jours, en moyenne de 13,1 jours ; la durée ordinaire d'une fièvre typhoïde de moyenne intensité étant de trois septénaires. — Pour abréger la durée de la fièvre, l'acide doit être administré dès le début de la maladie, dans les quatre premiers jours. Les cas où la fièvre a persisté vingt jours et plus s'expliquent par la réception tardive ou par l'état de cachexie des patients. — La convalescence a été ordinairement courte. On n'a observé que six récidives vraies sur les 260 cas. Elles ne durèrent que de trois à six jours et furent heureusement influencées par l'acide salicylique. — En amenant un abaissement permanent de la température, on diminue d'une façon notable la gravité de la maladie. Bien que l'hyperthermie ne soit qu'un des symptômes principaux de la fièvre typhoïde, cependant elle constitue l'un des dangers du processus. L'accroissement morbide de l'échange nutritif et de l'excrétion d'azote est proportionnel à l'élévation de la température. Or, dans quelques cas, on a pu constater sous l'influence de l'administration de l'acide salicylique, une diminution de la quantité d'urée excrétée. — Dans les autopsies de fièvres typhoïdes ou d'autres maladies traitées par l'acide salicylique, on n'a trouvé aucune lésion profonde imputable à cet agent. On a bien trouvé parfois quelques ecchymoses de la muqueuse gastrique, mais jamais d'ulcération, même chez des malades qui, pendant des semaines, avaient pris des doses quotidiennes d'acide salicylique. — L'acide salicylique n'est, comme antipyrétique, inférieur à la quinine, que dans le cas de fièvre intermittente. Les troubles qu'il détermine dans quelques cas sont loin d'égaler ceux que produit la quinine. L'abaissement de température obtenu avec l'acide salicylique ne peut être obtenu qu'avec les plus hautes doses de quinine. Riess a reconnu qu'une dose quotidienne de 1 gr. de quinine avait dans la fièvre typhoïde des effets moins constants et moins marqués qu'une dose de 5 gr. d'acide salicylique. Avec des doses plus fortes de quinine on n'obtient pas un effet beaucoup plus marqué, et les troubles subjectifs sont incomparablement plus grands. — Riess ne croit pas que les propriétés antiseptiques de l'acide salicylique soient la raison de son action antipyrétique. La diaphorèse, bien que fréquente, n'est pas constante et ne doit pas, suivant lui, être considérée comme la cause de l'hypothermie. Elle peut manquer, et, d'ailleurs, sa durée n'est pas en rapport avec celle de l'hypothermie.

Schroeder, du mois de septembre 1875 au mois de mars 1876, a traité 160 cas de fièvre typhoïde soit par l'acide salicylique qu'il accuse de produire une sensation de brûlure au creux de l'estomac et des vomissements, soit par le salicylate de soude préparé suivant la méthode de Riess. Il a constaté l'action antithermique du médicament. Il a vu le pouls se ralentir sous l'influence de doses faibles, s'accélérer au contraire sous l'influence de doses élevées. Il suppose que l'acide salicylique exerce une action paralysante sur le cœur. Il ne reconnaît pas à cet agent d'autre supériorité sur la quinine que son bon marché. Dans le traitement de la fièvre typhoïde, il préfère à la médication salicylée la méthode hydriatique ou même l'expectation.

Nathan, de Kiel, en 1875, a donné le salicylate de soude dans 9 cas de fièvre typhoïde. Il donnait 8 gr. à la fois, et quelquefois 4 autres grammes deux heures après. Jamais il n'y a eu d'accidents. L'influence sur la température a été très favorable. Le pouls diminuait de fréquence et devenait plus fort ; le nombre des respirations diminuait notablement et se rapprochait de la normale.

Fischer (1875) a emp loyé l'acide salicylique ou son sel de soude, qu'il préfère, dans 23 cas de fièvre typhoïde. Il combinait cette médication avec l'emploi des bains, toutes les fois que la température dépassait 39°,5. Il administrait le soir coup sur coup deux doses de 1 à 3 gr., et il recommençait le lendemain matin. D'après lui, cette méthode est celle qui donne les meilleurs résultats. Le médicament était donné en poudre dans des pains azymes. Fischer a observé deux fois des phénomènes de collapsus et quatre fois des hémorrhagies intestinales, dont deux furent mortelles. Le sel a les mêmes vertus antipyrétiques que l'acide ; l'un et l'autre doivent être donnés à doses six ou huit fois plus fortes que la quinine. Ils n'auraient d'effet que sur la température, non sur le processus typhique.

D'après Wolffberg, les essais dont l'acide salicylique a été l'objet à la clinique de Ziemssen, en 1875, n'ont pas été favorables aux propriétés antipyrétiques de cet agent. A la dose de 4 gr., il n'abaisserait la température qu'exceptionnellement ; à la dose de 6 gr., il l'abaisse ordinairement, mais d'une façon passagère ; enfin l'usage prolongé de 2 gr. en solution aqueuse n'a aucun effet antithermique. L'auteur conclut que l'acide salicylique a une action antipyrétique bien inférieure à celle de doses moitié moindres de quinine. Il dit avoir observé une pharyngite hémorrhagique qui se serait produite sous l'influence de l'acide salicylique, et dans deux autopsies de nombreuses érosions hémorrhagiques de la muqueuse gastrique, qui dans un cas s'étendaient jusqu'au duodénum.

Immermann, de Bâle, a donné l'acide salicylique à de nombreux typhiques. Il le considère comme un antipyrétique éminent et comme le plus précieux médicament qui ait été introduit dans la thérapeutique depuis l'hydrate de chloral. Il en fait prendre le soir de quatre à six grammes dans l'espace d'une heure.

Liebermeister a employé l'acide salicylique dans le traitement de plusieurs maladies, entre autres la fièvre typhoïde. Il confirme les données de Riess et d'Immermann. Il préfère le sel à l'acide, à cause des effets irritants que celui-ci exerce sur les muqueuses. 2 gr. d'acide salicylique équivalent, d'après lui, à 1 gr. de sulfate de quinine. Les phénomènes accessoires, tels que bourdonnements d'oreilles, etc., sont moindres qu'avec la quinine. L'effet antipyrétique est plus rapide que celui de la quinine. Dès une ou deux heures après l'ingestion d'une dose suffisante de salicylate de soude, on observe un abaissement notable; le maximum de l'abaissement a lieu de quatre à six heures après l'ingestion. Il en résulte que si l'on veut obtenir l'effet maximum entre minuit et le matin, il faut donner le sel de huit à dix heures du soir. En raison de la rapide absorption de ce médicament, il est bon de ne pas donner la dose en une fois, mais de la répartir sur un espace d'une heure à une heure et demie. Si l'on fractionne davantage la dose, l'effet antipyrétique est incertain. Il est plus facile avec l'acide salicylique

qu'avec la quinine d'obtenir un effet cumulatif en donnant plusieurs doses à la suite. Les troubles psychiques
dépendant de la fièvre diminuent ; cependant quelquefois l'acide salicylique détermine de l'agitation et
même du délire ; cela arrive surtout, lorsque, pendant
longtemps, on a donné des doses élevées. Le délire
salicylique a ordinairement le caractère de l'excitation
et est facile à distinguer du délire fébrile ordinaire. La
diminution de la fréquence du pouls ne répond pas à
l'abaissement de la température et est moindre qu'elle
ne le serait avec une dose correspondante de quinine.
Il semble que l'acide salicylique agisse sur les fonctions
du cœur et qu'il en accélère les contractions. Il ne doit
pas être employé dans les cas de faiblesse du cœur. Il
détermine quelquefois un certain degré de collapsus,
surtout dans les cas où l'abaissement de la température
a lieu au milieu de sueurs profuses. Le collapsus se dissipe, d'ailleurs, rapidement sous l'influence des spiri-
tueux. Liebermeister cesse l'emploi de l'acide salicylique, dès que le pouls devient extrêmement fréquent
où qu'il apparaît quelque autre indice de diminution
de la force du cœur. L'acide salicylique et la quinine ne
s'excluent nullement l'un l'autre. On peut les employer
chez le même malade successivement ou simultanément.

Ewald a employé l'acide salicylique ou le salycilate de
soude dans le service du professeur Frerichs à l'hôpital
de la Charité de Berlin, dans plus de cent cas, dont la
majorité étaient des fièvres typhoïdes. Comme, selon
toute probabilité, l'acide se convertit dans le sang en
sel de soude, Ewald préfère employer le salicylate. —

D'une façon générale, la dose minima nécessaire pour abaisser notablement la température est de 5 grammes. Si cette dose n'a pas d'effet, on peut, sans danger, en donner une deuxième au bout de quatre ou cinq heures, et même une troisième. — Dans les cas rares où il s'est produit des vomissements, 3 ou 4 gouttes de chloroforme ont suffi pour les faire cesser. — L'effet de l'acide salicylique n'a pas été le même dans tous les cas, mais il s'est montré plus sûr et plus constant que celui de tous les autres antipyrétiques. — Le médicament était donné à midi; presque aussitôt la température commençait à descendre; le résultat maximum était atteint, dans la plupart des cas, quatre ou cinq heures après l'administration du médicamment; mais, dans quelques cas, il n'a pas fallu moins de dix-huit à vingt heures. L'ascension subséquente de la température était aussi graduelle que la descente; mais dans les cas bénins elle n'atteignait jamais la même hauteur qu'auparavant. Ces faits ont été établis dans bien des cas au moyen d'observations thermométriques prises toutes les 10 minutes dans l'aisselle et dans le rectum. Lorsque le médicament avait de l'effet, la chute maxima était de 4°,3; lorsqu'il n'en avait pas, l'ascension maxima était de 1°,5. Les jours où 5 grammes avaient été donnés à midi, la température était, à 5 heures du soir, inférieure de 1° à celle de huit heures du matin dans 45 cas sur 100, et moindre de 1° dans 35 cas sur 100. En somme on observait un abaissement dans 85 cas sur 100. La température était augmentée dans 20 cas sur 100, et dans 4 cas l'augmentation dépassa 1°. Ces résultats prouvent, d'après Ewald, la supériorité de l'acide salicylique sur tous les autres antipyrétiques connus. — Une abondante transpiration apparaît quinze minutes après l'administration du médicament, ou même plus tôt, d'abord sur la face, puis sur le thorax, l'abdomen et le reste du corps ; elle s'accompagne de rougeur de la peau, et peut être assez copieuse pour que les malades perdent 500 à 750 grammes d'eau. En même temps que l'éruption de la sueur, quelquefois un peu plus tard, la température commence à baisser ; la chute graduelle dure beaucoup plus longtemps que la transpiration. Il n'y a pas de relation constante entre la chute de la température et la quantité de la sueur. Généralement le pouls et la respiration ne sont nullement affectés ; quelquefois le pouls se ralentit un peu. — Les effets irritants observés par quelques auteurs sur les muqueuses de l'œsophage, de l'estomac, des intestins, sont dus au mélange de substances caustiques, telles que l'acide phénique. — Les évacuations deviennent plus fréquentes et plus fluides. Ewald n'a pas observé de troubles cérébraux ; 3 malades seulement se sont plaints de bourdonnements d'oreilles et de vertige, un seul d'hallucinations. On n'observe pas de collapsus comme le pourrait faire craindre la grande baisse de la température ; du reste, Ewald n'a jamais donné l'acide salicylique aux malades très débilités, chez qui on aurait pu redouter le collapsus. Il doute que le cours de la fièvre typhoïde soit abrégé ; la mortalité n'a pas été moindre. Mais il est certain que des malades qui entraient à l'hôpital dans le cours du premier ou du deuxième septénaire, avec une température de 40° devinrent exempts de fièvre dès le deuxième ou le troisième jour, malgré

la persistance des processus locaux (tumeur de la rate,
roséole, diarrhée, etc.).

Justi a vu l'effet antipyrétique du salicylate de soude,
même donné à la dose de 12 grammes, faire défaut
dans les cas pernicieux de fièvre typhoïde.

Riegel, de Cologne, a d'abord fait prendre l'acide
salicylique sous forme de poudre dans des pains azymes.
Les malades devaient prendre en une fois toute la
quantité prescrite qui était de 4 à 6 grammes. Ils bu-
vaient ensuite de l'eau. Plus tard il fit prendre l'acide
dissous dans l'eau au moyen de sels de soude. Souvent
la dose de 4 à 6 grammes a été renouvelée le même
jour. L'administration du médicament à doses plus ou
moins élevées, suivant les circonstances, a pu être continuée des jours et même des semaines. Dans aucun cas
Riegel n'a trouvé à l'autopsie la moindre altération des
muqueuses de l'œsophage, de l'estomac ou de l'intestin,
pas la moindre trace d'érosion ou d'ulcération. Jamais
les malades ne se sont plaints de douleurs d'estomac.
Riegel a observé assez souvent des vomissements, des
bourdonnements d'oreilles, un peu de surdité, quelquefois de la pesanteur de tête, des vertiges. Deux fois il
survint un délire passager, jamais de collapsus véritable.
Des sueurs, quelquefois profuses, étaient un symptôme
fréquent, mais non constant. Tantôt une seule dose
d'acide salicylique suffit pour faire descendre la température à la normale ou même au-dessous, tantôt il
n'y a qu'un abaissement relativement médiocre. La
durée de la rémission varie de quelques heures à un
jour entier. Riegel a souvent obtenu un abaissement
de 2° ou 3°, qui persistait pendant dix, douze heures et

même davantage. Jamais la continuité de la médication n'a paru en affaiblir l'effet. Riegel n'a jamais dépassé la dose de 10 grammes par jour. Dans des essais comparatifs qu'il a faits sur le traitement de la fièvre typhoïde par la quinine et par l'acide salicylique, il a constaté que le maximum de l'abaissement était atteint plus tard avec la quinine qu'avec l'acide, mais que la rémission durait plus longtemps. La dose d'acide salicylique était de 4 grammes, celle de chlorhydrate de quinine de 2 grammes. Dans certains cas de fièvre typhoïde grave dès la première période, la température résiste à l'acide salicylique, mais dans ces cas les bains froids et la quinine n'ont pas plus d'effet. A hautes doses l'acide salicylique a beaucoup moins d'inconvénients que la quinine, surtout lorsque l'usage doit en être prolongé. — Riegel croit que le sel a une moindre action antipyrétique que l'acide: il le préfère cependant à cause de sa plus grande solubilité.

Jahn croit que l'acide salicylique donné à la dose de 5 ou 6 grammes, une ou deux fois par jour, exerce indépendamment de son influence antipyrétique très marquée, une influence curative sur la marche du processus typhique lui-même. Les troubles cérébraux (obnubilation, sopor, délire) disparaissent rapidement; les malades recouvrent de bonne heure le besoin de boire et de manger, et sont en état de le satisfaire eux-mêmes; ils éprouvent également le besoin de changer de position, et préviennent ainsi la formation des eschares. La diarrhée s'arrête dès les premiers jours, pour ne plus reparaître. La langue reste ou redevient promptement humide; elle ne tarde pas à se nettoyer. L'acide pur paraît exagérer, quelquefois même provoquer, un état d'irritation des premières voies respiratoires (angine et pharyngite). Il est possible, mais non démontré, qu'il puisse exagérer ou même produire l'inflammation des poumons (bronchite et pneumonie). Le salicylate de soude a la même influence antipyrétique et la même influence salutaire sur la marche du processus typhique. Son effet est plus rapide que celui de l'acide, mais aussi plus passager. Il a l'avantage de ne pas provoquer d'irritation dans les voies respiratoires et de ne pas augmenter celle qui existe. Le sel, aussi bien que l'acide, paraît exalter la tendance aux épistaxis qui existe chez les typhiques. Dans quelques cas il s'en produisit de si abondantes qu'il fallut les arrêter par le tamponnement postérieur. Par contre, la tendance aux hémorrhagies intestinales paraît diminuée, sinon supprimée, dans les cas, du moins, où la médication salicylée est instituée dès le début de la maladie. Jahn traita, par l'acide salicylique ou le salicylate de soude, une épidémie de fièvre typhoïde qui sévit sur la garnison de Stargard dans l'hiver de 1875 à 1876. Il y eut 35 cas de fièvre typhoïde, dont 3 morts. Soit 8,5 par 100. Sur ces 35 fièvres, 8 furent légères, 8 moyennes, 19 graves. Dans les 32 cas qui guérirent, la fièvre dura en moyenne, à compter du jour de la réception 15,5 jours, et la maladie, à compter de son début, 20,8 jours. Il y eut 3 récidives.

Goltdammer considère l'acide salicylique comme un puissant antipyrétique qui n'est inférieur à la quinine que dans le traitement de la fièvre intermittente. 5 gr. d'acide salicylique lui paraissent équivaloir à 2 gr. ou

2 gr. 50 de quinine. Sur 56 cas de fièvre typhoïde qu'il traita par l'acide salicylique, il y eut 7 morts; l'une d'elles fut causée par des hémorrhagies nasales et buccales abondantes. Il n'y eut qu'un cas d'hémorrhagie intestinale qui d'ailleurs guérit; d'après Goltdammer, l'acide salicylique n'agit que contre la fièvre, il est impuissant contre les dangers qui dérivent de la gravité de l'infection et n'a pas d'action spécifique contre le processus typhique; il ne semble pas abréger la durée de la maladie. Goltdammer préfère le salicylate de soude à l'acide salicylique, qu'il accuse de provoquer une sensation de brûlure dans le pharynx et l'estomac, ainsi que des vomissements fréquents. Dans un cas de tuberculose miliaire, il a trouvé une demi-douzaine d'ulcérations lenticulaires de la muqueuse de l'estomac. Il donnait le sel ou l'acide à la dose de 5 gr. le soir. Cette dose détermine un abaissement de la température de 1° ou davantage. Des doses fractionnées de 5 ou 6 gr. n'ont jamais produit d'effet appréciable. Dans les stades avancés de la fièvre typhoïde, de petites doses de 3 ou 4 gr. suffisent pour obtenir des effets notables. La rémission moyenne de la température a été de 2°. Dans la majorité des cas, l'effet est déjà appréciable au bout de trois ou quatre heures, bien que souvent le maximum de la rémission n'ait lieu que plus tard. La durée de la rémission est ordinairement courte; dans quelques cas cependant, une seule dose de 5 gr. a suffi pour ramener à la normale une haute température pendant trente-six à quarante-huit heures. La chute de la température a eu lieu le plus souvent au milieu de sueurs profuses, qui commençaient parfois dix ou quinze mi-

nutes après l'administration du médicament. La sueur
a manqué cependant dans quelques cas où le médicament avait agi. Les bourdonnements d'oreilles et la
surdité ont été moins fréquents et moins marqués
qu'avec la quinine. Goltdammer n'a pas reconnu d'effet
appréciable sur le pouls. En général l'administration
de l'acide était suivie d'un sommeil paisible. Dans
quelques cas de chute brusque et considérable de la
température, il y avait au contraire de l'inquiétude et
de l'insomnie, mais qui ne duraient pas. L'acide salicylique pur diminuait notablement les selles. Le salicylate, au contraire, a déterminé quelquefois, surtout
chez des femmes, de violentes diarrhées. Goltdammer
a vu deux cas de collapsus graves, dont un se ter-
mina par la mort, et plusieurs cas de collapsus léger.
Il faut, d'après lui, s'abstenir soigneusement de donner de hautes doses d'acide salicylique aux malades
qui présentent déjà un certain degré d'affaiblissement
du cœur. L'état subjectif des malades n'était nullement
altéré par l'emploi de l'acide salicylique prolongé pendant dix à vingt jours. Les lavements d'acide salicylique sont toujours demeurés sans effet.

Gissler et Wenzel ont donné dans 60 cas de fièvre
typhoïde, 143 fois l'acide salicylique et 116 fois le salicylate de soude; trois fois seulement il n'y eut pas
d'influence sur la température; 17 fois la chute fut inférieure à 2°; 170 fois elle fut de 1° à 2°; 60 fois elle
dépassa 2°; 5 fois elle fut de 3°, et 4 fois même de 4°.
2 malades moururent. A l'autopsie on ne constata pas
de lésion produite par l'acide. 10 cas se terminèrent
très rapidement, mais les observateurs ne sont pas

disposés à attribuer la brièveté de la maladie à l'action de médicament. Ils n'ont constaté aucune différence entre l'action antipyrétique de l'acide et celle du sel. Le sel ne causant pas de troubles d'estomac, ils l'ont préféré à l'acide. Ils le donnaient à la dose de 5 gr., d'ordinaire le soir seulement, quelquefois aussi le matin. Ils ont observé dans 9 cas un frisson de dix à quinze minutes de durée qui survenait d'une à trois heures après l'ingestion du médicament et qui s'accompagnait d'une élévation momentanée de température.

Baelz relate les nombreux essais dont l'acide salicylique et le salicylate de soude ont été l'objet, dans la clinique du professeur Wunderlich en 1875 et en 1876. Il préfère le sel à cause de sa plus grande solubilité et de son goût moins désagréable. Du reste, il n'a jamais vu l'acide produire ces érosions hémorrhagiques des muqueuses signalées par Wolffberg. Chez l'adulte il faut une dose de 4 à 6 gr., une ou deux fois par jour. En moyenne, la température tombe de 3° ; on a observé des chutes de 6° et même de 6°,5, sans phénomènes concomitants dangereux. Le collapsus ne s'est produit qu'exceptionnellement et jamais il n'a été mortel. L'effet n'est pas plus marqué dans les maladies infectieuses que dans les inflammations locales. Une particularité que présente la marche de la fièvre traitée par le salicylate de soude, c'est que souvent, après que la température a de nouveau atteint son élévation primitive, une deuxième chute, mais moindre, a lieu spontanément, et que la température, à partir de ce moment, demeure longtemps très modérée. La descente thermométrique commence d'ordinaire au bout de vingt à quarante minutes et est achevée au bout de deux à quatre heures. Si, trois heures après l'ingestion de 5 gr. de salicylate, on n'observe pas d'effet, c'est que le médicament restera impuissant. La fréquence du pouls diminue, mais son ralentissement n'est pas proportionné à l'abaissement de la température. La diarrhée paraît quelquefois diminuer. Les hémorrhagies intestinales ont été peut-être un peu plus fréquentes qu'avec le traitement par l'eau froide. On observe presque toujours une augmentation de la sécrétion urinaire, qui peut s'élever à trois litres par jour. Très souvent on observe de l'albuminurie. Baelz l'attribue à une inflammation du parenchyme rénal; elle est, du reste, légère et est devenue plus rare depuis l'emploi de préparations plus pures. Dans les deux tiers des cas on observe une sécrétion sudorale, qui, pour l'abondance, est souvent comparable à celle que procure le jaborandi. Les bourdonnements d'oreilles et la dysécie ne sont jamais aussi intenses qu'avec de hautes doses de quinine. Une légère excitation psychique après des doses moyennes (4 grammes de salicylate) est ordinaire chez les femmes, mais parfois cette agitation atteint un tel degré, les malades éprouvent une telle angoisse qu'elles se refusent à reprendre le médicament. On observe même de véritables accès de manie. Baelz a vu éclater dans quelques cas (non de fièvres typhoïdes) un délire bruyant et gai. Souvent le délire, qui dépend de la fièvre, cesse en même temps qu'elle sous l'influence de l'acide salicylique. Quelques observations sembleraient prouver que l'acide salicylique peut abréger le cours de la fièvre typhoïde. Mais Baelz n'ose pas l'affirmer. Sur un sujet atteint d'exstrophie de la vessie, Baelz a constaté que, huit minutes et demie après l'ingestion de 5 gr. de salicylate de soude en solution dans 100 centimètres cubes d'eau, l'urine commença à se troubler par l'addition d'une solution diluée de perchlorure de fer. Au bout de dix minutes et demie on obtint une coloration violette manifeste. La réaction de l'urine persista cinquante heures. Dix heures après l'ingestion du médicament, il y eut de l'albumine, mais d'une façon passagère et en petite quantité. La quantité d'urine pour les 24 heures, qui était en moyenne de 1400 gr., s'éleva, sous l'influence du salicylate de soude à 2500 gr. Avec l'acide salicylique la réaction n'apparut, dans l'urine, qu'au bout de vingt minutes. Baelz a trouvé deux fois le salicylate de soude dans la sécrétion bronchique : il ne l'a constaté ni dans la salive ni dans la sueur.

Quelques essais eurent lieu, en France, à partir de 1875, pour introduire la médication salicylée dans le traitement de fièvre typhoïde.

M. Garcin, de Marseille, donna l'acide salicylique, à très faibles doses (de 0, gr. 50 à 1 gr.) dans douze cas de fièvre typhoïde. Dans deux cas seulement qui se terminèrent par la mort, il n'y eut pas d'abaissement de la température. Il administrait l'acide en solution dans un mélange de glycérine et d'alcool. Outre l'action sur la température, il aurait constaté un ralentissement du pouls.

M. Noël Guéneau de Mussy a employé l'acide salicylique dans la fièvre typhoïde, non comme antipyrétique, mais comme antiseptique, dans l'idée de prévenir l'auto-infection du malade par les matières putrides contenues dans l'intestin. Il donnait 1 ou 2 gr. d'acide salicylique dissous dans un ou deux pots de solution de sirop de gomme à l'aide de 10 à 20 gr. d'eau-de-vie. Sur plus de vingt-cinq malades qui prirent cette tisane, un seul succomba.

M. le professeur Jaccoud, dans son cours de 1877, parle de la médication salicylée appliquée à la fièvre typhoïde. Il dit en avoir retiré de bon effets. Il prescrit le salicylate de soude à la dose de 8 gr. dans un julep gommeux, qu'on fait prendre en deux fois à un quart d'heure d'intervalle, entre sept et huit heures du soir. Il a employé cette médication dans vingt cas de fièvre typhoïde; les doses se sont élevées à quatre-vingt-huit; deux fois seulement la rémission thermique a manqué. L'emploi du salicylate de soude est contre-indiqué dans les cas de débilité cardiaque, car il diminue la force et la fréquence du pouls.

M. Albert Robin a étudié les modifications que subit l'urine dans la fièvre typhoïde sous l'influence de l'acide salicylique, donné à la dose de 6 à 8 gr. La quantité de l'urine diminue de 200 à 500 centimètres cubes en moyenne. La densité augmente dans des proportions plus grandes que celles dont s'abaisse la quantité. La densité peut monter jusqu'à 1044, alors qu'elle n'était auparavant que de 1029. Cette élévation ne cesse pas brusquement avec la suppression de l'acide salicylique. La somme des principes solides éliminés dans les vingt-quatre heures augmente aussi, quand la quantité de l'urine ne s'abaisse pas trop. L'augmentation paraît

porter surtout sur les matières extractives. La réaction
devient très acide. L'acide salicylique augmente la
quantité d'indican. Dans deux cas de fièvre typhoïde,
on a pu trouver l'acide salicylique dans l'urine pendant
six ou sept jours après la suppression. Il ne disparut
que le septième jour dans un cas, et le huitième dans
une autre observation. Pour empêcher que la densité
de l'urine ne s'accentue et ne produise des accidents de
néphrite catarrhale, il est indiqué, d'après M. le professeur Jaccoud, de donner au malade de 1 à 2 litres de
liquide dans les vingt-quatre heures qui suivent l'administration de l'acide salicylique.

M. Oulmont a donné l'acide salicylique à la dose de
4 grammes, le salicylate de soude à la dose de 5 grammes, par prises de 1 gramme dans du pain azyme,
de demi-heure en demi-heure. La première prise était
donnée immédiatement après la visite du matin. On
prenait le pouls et la température avant l'administration du remède, puis toutes les trois ou quatre
heures jusqu'à 10 heures du soir. Au bout de deux à
quatre heures, le pouls se modifie et baisse graduellement de dix à vingt pulsations. La température tombe
de 0°5 à 1°, quelquefois même de 2°5 à 3°. Cette diminution, ou plutôt cette suspension du mouvement fébrile,
dure une partie de la journée, au minimum quatre, au
maximum douze heures, puis la fièvre reparaît habituellement avec la même intensité qu'avant l'administration du salicylate et dure jusqu'à ce que le malade
ait pris une nouvelle dose. Dans la fièvre typhoïde où
l'exacerbation fébrile a lieu ordinairement le soir, la
marche de la température était renversée sous l'in-

fluence de l'acide salicylique donné suivant la méthode de M. Oulmont. L'exacerbation semblait se produire le matin, et l'apyrexie le soir. Quand on continue le médicament pendant plusieurs jours, on peut parvenir à produire une défervescence un peu plus persistante. Seulement elle n'est pas tenace, elle cesse dès qu'on suspend le médicament. Quand on donne l'acide ou le sel à doses fractionnées, l'effet antipyrétique se produit avec beaucoup plus de lenteur. M. Oulmont a donné le salicylate dans dix cas de fièvre typhoïde ; huit fois il a obtenu une défervescence évidente.

M. le professeur G. Sée, dans douze observations de fièvres typhoïdes traitées par l'acide salicylique n'a jamais noté une défervescence vraie et durable, mais seulement des abaissements passagers de la température, de quelques dixièmes de degré. Il n'a constaté une véritable réfrigération que chez deux typhiques ; le thermomètre s'abaissa de 39° à 37°, mais il était survenu en même temps un délire persistant, qui ne cessa que par la suppression du traitement. Après la cessation du remède, la chaleur remonta à près de 40°. D'après M. Musy, élève de M. G. Sée, le délire provoqué par l'acide salicylique revêt un caractère spécial : il est gai, tranquille, il s'évanouit en même temps que la température reprend son mouvement ascensionnel. M. G. Sée déclare expressément que l'acide salicylique ne saurait être considéré comme un antipyrétique.

M. Hallopeau a présenté en 1881, à la Société médicale des hôpitaux, un intéressant mémoire sur le traitement de la fièvre typhoïde par le calomel, le salicylate de soude et le sulfate de quinine. Il considère les doses de 4 et même de 3 grammes de salicylate de soude comme susceptibles de donner lieu à des accidents, si on les continue longtemps. Il a observé chez plusieurs de ses malades des troubles qu'elles paraissent avoir, sinon provoqués, du moins aggravés, et particulièrement des phénomènes de dyspnée, avec ou sans congestion pulmonaire, des hémorrhagies et de l'excitation cérébrale. En donnant le salicylate à la dose quotidienne de 2 gr. seulement, en ayant soin de n'en continuer l'usage que pendant peu de jours, de manière à éviter son accumulation dans l'organisme, et en s'abstenant de le prescrire dans les formes thoraciques, ataxiques et hémorrhagiques, on évite presque à coup sûr les accidents que nous venons d'énumérer. D'après M. Hallopeau, le salicylate de soude exerce sur la température des typhiques une action variable dans son intensité, fréquemment puissante, mais souvent aussi peu durable, et susceptible de s'atténuer de s'effacer même momentanément. En abaissant la température, il diminue les dangers auxquels le malade est exposé et paraît avoir une influence favorable sur la marche de la maladie.

M. Caussidou, d'Alger, a traité par le salicylate de soude trente-deux fièvres typhoïdes. Aucun autre agent ne lui paraît capable de modérer la fièvre et d'abaisser la température d'une manière aussi sûre et aussi rapide. Son action sur le pouls, bien qu'inconstante, est manifeste dans certains cas. Quelques faits permettent de penser qu'en donnant le salicylate dès le début d'une maladie fébrile, qu'on suppose être une fièvre typhoïde commune, on aurait chance de voir cette fièvre ne pas dépasser beaucoup le premier septénaire. Sans prétendre juguler la maladie, on est autorisé à croire qu'on aurait, en agissant ainsi, un plus grand nombre de cas de formes abortives. Lorsque la température tombe au-dessous de 37°5, on observe presque constamment de la dyspnée et de l'anxiété précordiale. Pour éviter ces inconvénients, M. Caussidou recommande d'administrer 1 gr. de salicylate toutes les deux heures et de surveiller la température ; on pourra continuer tant que celle-ci dépassera 38°, mais on s'arrêtera lorsqu'elle sera arrivée au-desous de ce chiffre. L'ascension normale de la température dans le cours d'une fièvre typhoïde traitée par le salicylate annonce l'imminence ou l'invasion d'une complication plus ou moins sérieuse, surtout si l'on avait déjà obtenu une défervescence par la médication.

CHAPITRE IV.

DU TRAITEMENT DE LA FIÈVRE TYPHOÏDE PAR LE
SALICYLATE DE BISMUTH.

En 1881, M. le professeur Vulpian a essayé dans le
traitement de la fièvre typhoïde un nouvel agent : le
salicylate de bismuth. Notre éminent maître a été guidé
dans le choix de cette substance par des vues théori-
ques sur la genèse de la fièvre typhoïde, vues qu'il a
exposées lui-même dans un très intéressant mémoire,
et que nous allons résumer brièvement après lui.

Nombre de faits, et notamment les expériences de
M. Jules Guérin, tendent à prouver que l'agent infectieux de la fièvre typhoïde, quelle que soit sa nature,
est contenu dans les matières intestinales des typhiques, ces matières devenant elles-mêmes la source d'in-
fections nouvelles. D'autre part, les lésions les plus
caractérisques de la fièvre typhoïde ont un siège spécial
et bien déterminé ; elles frappent les follicules isolés et
agminés de l'extrémité inférieure de l'intestin grêle ;
c'est au voisinage de la valvule iléo-cœcale qu'elles sont
le plus nombreuses et le plus accusées. On peut donc
considérer la partie terminale de l'iléon comme le lieu
où séjournent, s'accumulent et se multiplient les germes morbifiques, et partant comme le lieu où il faut
les atteindre, si l'on veut s'opposer à leur pénétration

dans le torrent circulatoire, et prévenir l'infection qui va se faire, ou arrêter le progrès de celle qui, déjà commencée, est en voie de s'accomplir.

Mais quelle substance va-t-on mettre en présence du poison typhique pour le combattre ? Pour atteindre le but, cette substance doit être presque insoluble, difficilement altérable, énergiquement antiseptique. Il importe, en effet, qu'elle puisse traverser les voies supérieures, l'estomac, presque toute la longueur de l'intestin grêle sans être absorbée et sans subir dans sa composition chimique de modification qui annihile ou atténue ses propriétés.

Le salicylate de soude ne convient pas : ses propriétés antiseptiques sont faibles ; il est très soluble et son absorption est rapide.

L'acide phénique et le phénate de soude ont une puissance antiseptique supérieure à celle du salicylate de soude. Mais ces substances ne peuvent être administrées que dissoutes dans une grande quantité d'eau ; dans de telles conditions leur pouvoir antiseptique est singulièrement affaibli. Au reste, il est probable que la plus grande partie en est absorbée avant d'avoir atteint l'iléon.

M. Vulpian a essayé l'iodoforme dans un cas de fièvre typhoïde, à la dose de 1 gr. 50 à 2 gr., incorporé dans du miel. Il n'a obtenu aucun effet appréciable. Des expériences de laboratoire lui montrèrent, du reste, que l'iodoforme est presque sans action sur les microbes de la putréfaction.

Après avoir rejeté ces diverses substances, M. Vulpian eut l'idée de recourir au salicylate de bismuth. Ce corps est doué de propriétés antiseptiques remarquables. Il tue les micro-organismes de la putréfaction et s'oppose au développement de nouveaux germes. Mis en contact avec un liquide de macération peuplé de vibrioniens, il l'éclaircit et le désodore en une demi-heure ou une heure ; on trouve alors au fond du vase un dépôt formé d'innombrables bactéries dont la plupart sont immobiles et dont quelques-unes seulement présentent encore une très faible activité. Ajoutons que le liquide ainsi stérilisé et purifié conserve les mêmes caractères pendant dix, quinze, vingt jours.

Le salicylate de bismuth est un corps pulvérulent, très peu soluble, il n'a qu'une saveur très faible, bien moins accusée que celle de l'acide salicylique. Celui qu'on trouve dans le commerce, et dont M. Vulpian a presque toujours fait usage, est un corps très mal défini au point de vue chimique, contenant avec une proportion variable de salicylate de bismuth vrai, un mélange d'oxyde de bismuth et d'acide salicylique. M. Ragoucy, interne en pharmacie, en traitant ce salicylate par de l'éther sulfurique, en a séparé une quantité d'acide salicylique libre qui peut être évaluée à 3 ou 4 grammes, pour 12 grammes de salicylate.

Le salicylate de bismuth peut être pris dans du bouillon, dans du lait, dans du vin, dans du pain azyme, etc.

M. Rathery, qui pendant les vacances de 1881 remplaçait M. Vulpian à la Charité, voulut bien, sur la demande de celui-ci, prescrire du salicylate de bismuth à quelques-uns de ses malades atteints de fièvre typhoïde. Il l'administra à la dose quotidienne de 6 grammes. Il constata un abaissement bien net de la température sous l'influence du médicament.

Dans les deux derniers mois de l'année dernière et dans la première quinzaine de cette année-ci, M. Vulpian a soumis à l'action du salicylate de bismuth quelques malades atteints de la même pyrexie. Après de courts tâtonnements il lui parut utile d'élever notablement la dose primitive. Il la porta à 12 grammes par jour. Cette dose était donnée en six fois, à une heure ou une heure et demie d'intervalle; elle était ainsi prise par le malade, de dix heures et parfois de midi à huit heures de soir.

Avant d'apprécier les effets de la médication, nous rapporterons, en les résumant, quelques observations de fièvres typhoïdes traitées par le salicylate de bismuth.

OBSERVATION I.

Pierre R..., âgé de 20 ans entre à la Charité le 24 novembre 1881. Le 15 novembre il a été pris de vomissements, de frissons, de fièvre, il a dû s'aliter. Le 16, il est allé une vingtaine de fois à la selle; depuis, la diarrhée a continué, mais elle a diminué d'intensité.

A son entrée, le malade se plaint de mal de tête, d'étourdissements, de bourdonnements d'oreilles. Il tousse un peu ; quelques râles sibilants. Il accuse une légère douleur dans la fosse iliaque gauche, non dans la droite. Sommeil entrecoupé ; rêvasseries nocturnes; pas de délire proprement dit. On constate sur l'abdomen et sur le dos quelques taches rosées lenticulaires très nettes. La langue est humide, chargée d'un enduit blanchâtre.

T. A., le 24; soir, 38°,2.

Le 25, matin, 39°,8; soir, 39°.

Le 26 novembre le malade prend 10 gr. de salicylate de

bismuth. Le soir, il a des sueurs abondantes qui l'obligent à changer de chemise. Il n'est allé qu'une fois à la selle.

Le 27, le malade prend 12 grammes de salicylate de bismuth. T. A., matin, 39°; soir, 38°.

Le 28, même dose de salicylate. T. A., matin, 38°; soir, 39°.

Le 29. Le malade est pris de dyspnée avec cornage; rien dans la poitrine. Même dose de salicylate.

T. A., matin, 38°; soir, 38°,8.

Le 30. La dyspnée continue. Le malade divague un peu; cependant il répond assez bien aux questions qui lui sont posées. Il n'est pas allé à la selle hier. On suspend l'administration du salicylate de bismuth. On prescrit deux verres d'eau de Sedlitz, et 1 gr. de sulfate de quinine.

T. A., matin, 39°; soir, 39,6.

1er décembre. Hier et cette nuit, le malade a été très agité; il voulait sortir de son lit. La langue est sèche, ratatinée, fuligineuse, tremblotante. Le matin le malade est somnolent. La respiration est toujours très bruyante; la peau est moite. On prescrit un verre d'eau de Sedlitz, et de nouveau 12 gr. de salicylate de bismuth.

T. A., matin, 38°; soir, 38°,8.

Le 2. Le malade a dormi hier dans l'après-midi. Il est plus calme. Sa respiration est moins bruyante. La langue est redevenue humide. Il a un peu saigné du nez. Salicylate de bismuth, 12 grammes.

T. A., matin, 38°; soir, 39°

Le 3. Le malade est moins bien. La langue est de nouveau sèche et fuligineuse, la respiration bruyante et pénible. Salicylate de bismuth, 12 gr.

T. A., matin, 38°; soir, 38°.

Le 4, Salicylate de bismuth, 12 gr.

T. A., matin, 38,2; soir, 38,2.

Le 5. Le malade a toujours du cornage. Le pharynx est rempli de mucosités. On suspend le salicylate de bismuth, que l'on remplace par 1 gr. de sulfate de quinine. On prescrit, en outre, un vésicatoire au-devant du cou, des lotions buccales avec une solution de borax, et un gargarisme avec 2 gr. de phénate de soude.

T. A., matin, 38°; soir, 37,4.

Le 6. Un peu de délire hier au soir. Albuminurie.

T. A., matin, 39,8; soir, 39°.

Le 7. Le cornage persiste, la langue est toujours sèche; albuminurie.

T. A., matin, 39,6; soir, 39,2.

Le 8. T. A., matin, 39,4; soir, 40°.

Le 9. Râles nombreux dans les deux poumons; le malade est toujours somnolent; albuminurie.

T. A., matin, 40,2; soir, 40,4.

Le 10. Les urines traitées par le perchlorure de fer présentent encore la réaction de l'acide salicylique. Albuminurie. La face est cyanosée; le cornage a cessé, Quelques irrégularités dans les battements du cœur.

T. A., matin, 40°; soir, 39,6.

Le 11. Sueurs abondantes. Le malade tousse beaucoup; râles sous-crépitants dans les deux poumons. Pâleur profonde. On prescrit un vésicatoire sur la poitrine en avant, et des ventouses sèches.

T. A., matin, 38,2; soir, 38,6.

Le 12. La respiration est un peu soufflante à gauche en arrière; râles abondants dans les deux poumons (Bronchopneumonie). Sueurs abondantes. On prescrit une potion avec 0 gr. 25 de kermès et un vésicatoire sur une cuisse.

T. A., matin, 39,6; soir, 39,4.

Le 13. La respiration est moins soufflante. Les selles, noircies ces jours derniers par le salicylate de bismuth, sont redevenues jaunes. Les urines ne présentent plus la réaction de l'acide salicylique. L'albuminurie persiste.

T. A., matin, 39,2; soir, 39,4.

Le 14. Râles toujours très nombreux, on applique un vésicatoire sur l'autre cuisse.

T. A., matin, 39,6; soir, 38,7.

Le 15. T. A., matin, 40°; soir, 40°.

La 16. T. A., matin, 38,4; soir, 38.4.

A partir de ce jour les symptômes laryngés et broncho-pulmonaires s'amendèrent; l'albuminurie diminua, ainsi que la fièvre. La défervescence définitive n'eut lieu que le 21 décembre, trente-cinquième jour de la maladie.

En résumé, le malade dont nous venons de rapporter l'observation a présenté une fièvre typhoïde grave, caractérisée par tous les signes d'une intoxication profonde : somnolence, agitation, délire, albuminurie, et prolongée bien au delà du terme habituel par des complications laryngées et broncho-pulmonaires d'une rare intensité. Il a pris 94 grammes de salicylate de bismuth en huit jours avec un jour de suspension après le quatrième jour. L'influence du médicament sur la température, bien que peu marquée, est incontestable. Les deux premiers jours de l'administration du salicylate, la température du soir est inférieure à celle du matin de 1° ou 1°2, le troisième jour et le quatrième, il semble que le médicament ait perdu un peu de son efficacité, qu'il n'impressionne plus aussi vivement l'organisme, la température du soir est supérieure à celle du matin de quelques dixièmes de degré, sans toutefois dépasser 39°. Après quatre jours on suspend l'administration du médicament, aussitôt la température s'élève à 39°6. Le lendemain on reprend le salicylate de bismuth et on le donne quatre jours de suite ; durant cette période la température se maintint entre 38° et 39° ; elle ne dépassa jamais ce dernier chiffre et même ne l'atteignit qu'une fois. Enfin le 5 décembre on suspendit définitivement le salicylate de bismuth en raison de l'affection laryngée ; on le remplaça par 1 gr. de sulfate de quinine, ce qui n'empêcha pas la température de s'élever, le 6, au chiffre de 39°8, de se maintenir durant cinq jours soir et matin au-dessus de 39°, et d'atteindre même une fois le chiffre de 40°2. Tant que le malade a pris le salicylate de bismuth, le maximum que la tem-

pérature ait atteint a été 39°6, maximum qui a été dépassé dès que le médicament a été suspendu.

Une fois, le 2 décembre, le salicylate de bismuth paraît avoir déterminé l'apaisement du délire et de l'agitation et une amélioration de l'état général du malade,
mais très passagère.

Il ne semble pas du reste que le salicylate de bismuth,
son action antithermique mise à part, ait exercé une
influence quelconque sur la marche de la maladie. Il a
été impuissant à prévenir les complications graves qui
sont survenues du côté de l'appareil respiratoire, et qui
ont empêché d'en continuer l'administration. Nous
n'oserions pas même affirmer qu'il ait été absolument
étranger à leur production. En effet, M. Albert Robin
a signalé les excoriations que l'acide salicylique produit parfois sur la muqueuse de l'arrière-gorge ; dans
deux cas il a vu des excoriations de ce genre déterminer autour d'elles un œdème assez prononcé pour gê-
ner l'inspiration et faire croire à l'existence d'un œdème
de la glotte. Peut-être le cornage observé chez notre
malade a-t-il été dû à quelque accident analogue. En
outre, divers auteurs, parmi lesquels nous citerons
Schrœder, Fürbringer et Schultze, Lammers, M. Hallopeau ont accusé le salicylate de soude de provoquer
des accidents dyspnéiques et des congestions pulmonaires. Quant à l'albuminurie, elle est trop fréquente
dans la fièvre typhoïde, pour nous paraître devoir être
imputée, dans ce cas du moins, à l'action de l'acide
salicylique.

Nous ferons remarquer que c'est seulement six jours
après la suppression du médicament que les urines ont

cessé de présenter la réaction de l'acide salicylique, et que les selles ont recouvré leur couleur normale.

OBSERVATION II.

Victor S..., âgé de 19 ans, entre à la Charité le 27 novembre 1881. Il est malade depuis huit jours ; le 21 novembre il a dû cesser de travailler et prendre le lit.

Au moment de son entrée on constate qu'il est atteint d'un fort mal de tête ; il a des bourdonnements d'oreilles, du vertige et des étourdissements lorsqu'il est debout. Prostration considérable, stupeur manifeste, pas d'épistaxis ; diarrhée légère. Le malade a eu un peu de délire pendant la nuit du 27 au 28.

T. A., soir, 40°.

Le 28. Même état ; douleur à la pression dans la fosse iliaque droite ; toux ; respiration inégale sans râles sibilants. On prescrit 10 gr. de salicylate de bismuth.

T. A., matin, 39,4 ; soir, 40,2.

Le 29. Le malade n'a pris hier que 5 gr. à peu près de salicylate de bismuth. Pas de taches rosées lenticulaires. On prescrit 12 grammes de salicylate de bismuth.

T. A., matin, 40,4 ; soir, 40°.

Le 30. Le malade a pris hier les 12 grammes de salicylate de bismuth, de dix heures du matin à sept heures du soir. Il n'a pas été à la selle. On lui prescrit un verre d'eau de Sedlitz. Paralysie de la vessie : on a dû le sonder hier au soir. On prescrit de nouveau 12 gr. de salicylate de bismuth.

T. A., matin, 39,6 ; soir, 39°.

1er décembre. Les 12 gr. de salicylate ont été bien pris. Pas de taches rosées. Le malade a uriné sans être sondé. Même traitement.

T. A., matin, 38° ; soir, 38°.

Le 2. Amélioration ; la stupeur a diminué ; le malade dit qu'il va beaucoup mieux. Quelques inégalités des battements du cœur. Même traitement.

T. A., matin, 37,6 ; soir, 37,6.

Le 3. Le malade n'a pris hier que 9 gr. environ de salicylate de bismuth ; il a été agité une partie de la journée et toute la nuit. On suspend l'emploi du médicament. Agitation dans la soirée. Pas de diarrhée; le malade ne va à la garde-robe que sous l'influence de l'eau de Sedlitz ou des lavements.

T. A., matin, 37,2 ; soir, 37,4.

Le 4. On prescrit 1 gr. de sulfate de quinine.

T. A.. matin, 38°; soir 37,6.

Le 5. Le malade se trouve bien ; il se croit déjà en état de quitter l'hôpital.

T. A., matin, 37,6; soir, 39°.

Le 6. T. A., matin, 37°; soir, 38°.

Le 7. T. A., matin. 38,2 ; soir, 38°.

Le 8. T. A., matin, 37,6 ; soir, 37,2.

Le 9. T. A., matin, 37°.

A partir de ce jour, la convalescence est tout à fait établie. Le malade sort au bout de quelques jours.

Au dire de M. Vulpian, le diagnostic de fièvre typhoïde pourrait être contesté dans ce cas. Les taches rosées lenticulaires ont, en effet, manqué. On les a vainement cherchées chaque jour sur l'abdomen, sur la région antérieure du thorax et sur le dos. Cependant tous les autres symptômes habituels de la dothiénentérie étaient présents, et il nous semble bien difficile de ne pas voir dans ce cas une fièvre typhoïde, légère sans doute, mais suffisamment caractérisée pour que le diagnostic puisse être affirmé sans hésitation.

Quoi qu'il en soit, l'influence du salicylate de bismuth a été des plus manifestes et des plus remarquables. Le premier jour le malade ne prend que 5 grammes environ, peut-être moins. Cette dose est insignifiante, et la température dépasse le soir 40°. Le lendemain et les jours suivants, le malade prend 12 grammes de salicyalte. On voit alors la température descendre en cinq

jours de 40°4 à 37°2, par une chute graduelle et continue, la température de chaque soir n'étant jamais supérieure à celle du matin du même jour. Le 4 décembre, treizième jour de la maladie, on suspend l'emploi
du salicylate de bismuth. La température remonte le
lendemain au-dessus de 38°; elle atteint même le surlendemain 39°, puis la défervescence définitive s'établit
vingt jours après le début de la maladie.

Nous voyons dans cette observation la disparition de
la stupeur et une amélioration rapide de l'état général
du malade accompagner l'effet antipyrétique du médicament.

A la diarrhée légère que présentait le malade à son
entrée a succédé une constipation assez opiniâtre néces-
sitant l'emploi des purgatifs et des lavements. Nous
pensons que cette constipation doit être attribuée à l'action du salicylate de bismuth.

Observation III.

Edouard F..., âgé de 23 ans. entre à la Charité, le 1er décembre
1881. Il a été pris, il y a 15 jours, de mal de tête et de courbature ;
il continua à travailler huit jours encore. Mais alors l'appétit et les
forces se perdirent; il dut prendre le lit. Il resta huit jours à la
chambre, avant d'entrer à l'hôpital, ayant beaucoup de fièvre et
délire. A la suite d'une purgation, il eut de la diarrhée. Pas d'épistaxis.

Le 2. A son entrée à l'hôpital, le malade paraît abattu ; cependant, il va, dit-il, beaucoup mieux que les jours précédents. La
nuit dernière il a peu dormi. La langue est sèche, rouge à la
pointe et sur les bords, tremblotante. Depuis huit jours, il n'a pas
été à la selle. La pression sur la fosse iliaque droite détermine de
la douleur et du gargouillement. Nombreuses taches rosées lenti-

culaires sur l'abdomen et sur le dos. La rate est assez volumineuse. Le pouls est dicrote et bat quatre-vingt fois par minute. Le malade tousse un peu, on entend quelques râles sous-crépitants.

Hier au soir on a prescrit un verre d'eau de Sedlitz, et ce matin 12 gr. de salicylate de bismuth.

T. A., matin, 39°; soir, 40,2.

Le 3. Le salicylate de bismuth prescrit hier n'a pas été donné. Il y a eu cinq ou six selles jaunâtres. Le malade est abattu, mais il répond encore aux questions qu'on lui adresse. Il n'a pas uriné depuis hier matin ; on est obligé de le sonder. On prescrit 12 gr. de salicylate de bismuth.

T. A., matin, 39,6; soir, 39,4.

Le 4. Le malade a pris hier son salicylate de bismuth. Il se trouve mieux; la fièvre a diminué. Même traitement.

T. A., matin, 39,2 ; soir, 39°.

Le 5, La paralysie de la vessie persiste.

T. A., matin, 38,2; soir, 38,6.

Le 6. L'amélioration produite par le salicylate de bismuth continue. La bouche est très sèche.

T. A., matin, 38,2; soir, 38°.

Le 7. Hier le malade n'a pris que 8 gr. de salicylate de bismuth, il a refusé de prendre le reste. Ce matin, il est très abattu, la bouche est fuligineuse, les narines sont pulvérulentes. Sueurs profuses. Pouls inégal. Respiration gênée. Rien à l'auscultation. Le salicylate de bismuth est supprimé et remplacé par 1 gr. de sulfate de quinine.

T. A., matin, 39,6; soir, 39,6.

Le 8. Hier matin le malade a beaucoup saigné du nez, à tel point qu'on a été obligé de le tamponner. L'état général est meilleur ; on continue le sulfate de quinine.

T. A., matin, 38,6 ; soir, 40°.

Le 9. Hier, dans l'après-midi, nouvelle épistaxis ayant nécessité un nouveau tamponnement. Dyspnée. Râles ronflants et sibilants. Cœur irrégulier. On continue le sulfate de quinine. On donne un lavement simple que l'on fait suivre d'un second lavement avec 2 gr. de phénate de soude. Potion de Todd.

T. A., matin 39° ; soir, 38,6.

Le 10. Douleur au niveau de la gorge; difficulté à parler et à avaler. Badigeonnages de teinture d'iode sur le devant du cou

Lavement phénaté. Potion de Todd et sulfate de quinine. Le perchlorure de fer décèle encore dans les urines des traces d'acide salicylique.

T. A., matin, 37,2; aoir, 37°.

A partir de ce jour, vingt et unième de la maladie, la défervescence est définitive; l'état général s'améliore rapidement. Le 13 décembre les urines cessèrent de présenter des traces de salicylate de bismuth.

Cette observation est encore un remarquable exemple des effets antithermiques du salicylate de bismuth. En trois jours la température, sous l'influence du médicament, s'abaisse graduellement de 39°6 à 37°2. Puis, dès qu'on cesse l'emploi du salicylate, la température remonte au delà de 39° et atteint même une fois 40°. En même temps que la température s'abaissait, l'état général du malade s'améliorait. Puis tout à coup, on voit survenir de l'agitation, du délire, de la dyspnée (laryngite et bronchite), enfin, deux épistaxis assez abondantes. Au moment où ces accidents sont survenus, le malade avait déjà ingéré 44 grammns de salicylate de bismuth. Nous n'oserions pas affirmer que l'accumulation du médicament dans l'organisme ait été complètement étrangère à leur apparition subite. L'acide salicylique n'a disparu des urines que six jours après la cessation du médicament.

OBSERVATION IV.

Julie P..., âgée de 20 ans entre à la Charité le 18 décembre 1881. Il y a deux jours, elle a été prise de fièvre, de courbature, a dû cesser son travail et prendre le lit. Hier elle a eu une épistaxis abondante; elle dit avoir rempli de sang une demi-cuvette. Elle était constipée; on lui a donné chez elle un purgatif.

Rabeau.   5

Le 18 décembre. La malade est abattue, elle répond avec mauvaise humeur. Elle a la langue un peu sèche. Elle n'a pas été à la selle depuis trente-six heures. Ventre très douloureux. Léger gargouillemeut à la pression dans les deux fosses iliaques. Rétention d'urine. On la sonde. L'urine est fortement albumineuse. On prescrit deux verres d'eau de Sedlitz.

T. A., soir, 39,4.

Le 19. La paralysie vésicale persiste; l'urine est toujours albumineuse. On prescrit 12 gr. de salicylate de bismuth.

T. A., matin, 39,2; soir, 40,2,

Le 20. Les 12 gr. de salicylate prescrits hier ont été pris dans la nuit du 19 au 20 décembre. L'urine est encore albumineuse. On supprime le salicylate pour voir l'effet sur l'albuminurie. La malade a vomi ce matin des matières verdâtres dans lesquelles l'addition de perchlorure de fer a décelé la présence d'une certaine quantité d'acide salicylique.

T. A., matin, 37,4; soir, 39,6.

Le 21. On note une tache peu distincte sur le ventre. Les selles sont régulières; pas de constipation.

T. A., matin, 39,8; soir, 40,2.

Le 22. L'albuminurie persiste. Râles aux deux bases. On prescrit 8 gr. de salicylate de bismuth.

T. A., matin, 39,2; soir, 40°.

Le 23. On prescrit la même dose de salicylate.

T. A., matin, 38°; soir, 39°.

Le 24. La malade va toujours assez régulièrement à la selle, avec une certaine tendance à la diarrhée. On note quelques taches assez nettes. On continue le salicylate à la dose de 8 gr.

T. A., matin, 38,4; soir, 38,2.

Le 25. Etat stationnaire; même traitement.

T. A., matin, 38,6; soir, 38°.

Le 26. L'urine est toujours albumineuse, mais la quantité d'albumine a diminué.

T. A., matin, 38,2; soir, 37,8.

Le 27. La malade tousse beaucoup, surtout la nuit. Très peu de râles dans la poitrine.

T. A., matin, 38,4; soir, 37,7.

Le 28. La malade a vomi deux fois après l'ingestion de sa dernière dose de salicylate. Les selles sont assez rares (2 par jour au plus), mais elles sont diarrhéiques. On supprime le salicylate.

T. A , matin, 37,2; soir, 37°.

Le 29. La malade a eu hier au soir une hémorrhagie intestinale considérable. Elle a rendu, en deux selles, plus d'un litre de sang. Elle avait vomi deux fois dans la journée. On lui a fait deux injections d'ergotinine. Elle a encore eu une selle sanglante ce matin. Le pouls est insensible.

T. A., matin, 38,2; soir, 39°8.

. Le 30. Les selles ne sont pas liquides, mais elles sont encore d'un brun rougeâtre. On continue les injections d'ergotinine.

T. A., matin, 38,4; soir, 38,8.

Le 31. Même état. Une selle rougeâtre, mais solide. Les injections sous-cutanées d'ergotinine déterminent presque immédiatement des ecchymoses, dont l'une, sur la cuisse, atteint les dimensions d'une pièce de cinq francs en argent.

T. A., matin, 38°; soir, 40°.

1er janvier. T. A., matin, 40,4; soir, 40,4.

Le 2. La malade a vomi trois fois cette nuit des matières bilieuses verdâtres. On lui applique un vésicatoire à l'épigastre. Une chute brusque de 3°,4 qui s'est produite d'hier soir à ce matin avait fait penser à une hémorrhagie nouvelle; mais la malade vient d'avoir une selle d'aspect parfaitement normal.

T. A., matin, 36,8; soir, 38,6.

Le 3. La malade se sent mieux. Elle est moins pâle, moins prostrée; elle répond facilement. Le pouls se sent bien.

T. A., matin, 38,6; soir, 39,6,

Le reste de l'observation nous fait défaut; nous savons seulement, que la convalescence fut longue, assez pénible, que la défervescence définitive ne s'établit que dans les derniers jours du mois de janvier.

Dans cette observation nous voyons encore le salicylate de bismuth manifester sa puissance antipyrétique d'une manière remarquable. Une première dose de 12 grammes donnée la nuit fait tomber la température de 2°,8, du soir au lendemain matin. On suspend l'emploi du médicament, nouvelle ascension; la tempéra-

ture se maintient pendant deux jours entre 39° et 40°2.
On reprend le salicylate et on en continue l'administration pendant six jours à la dose de 8 gr. par jour : la
courbe thermique s'abaisse graduellement de 40° à
37°6. Alors survient une hémorrhagie intestinale abondante qui oblige à supprimer le médicament; aussitôt la
température remonte, elle dépasse 39°, et atteint même
40°4. L'albuminurie ne peut être imputée au salicylate.
Elle existait au moment de l'entrée de la malade à l'hôpital, et a persisté même après la suppression du médicament. Les vomissements que la malade a présentés à diverses reprises paraissent avoir été sous la dé-
pendance du salicylate de bismuth. Peut-être en a-t-il
été de même pour l'hémorrhagie intestinale. Lorsque
cette hémorrhagie s'est produite, le malade avait pris
en tout 60 gr. de salicylate de bismuth. Dans la précédente observation nous avons déjà noté des épistaxis;
et divers auteurs, ainsi que nous l'avons vu dans le Chapitre III, ont signalé cette propriété hémorrhagipare de
l'acide salicylique.

OBSERVATION V.

Céline D.., âgée de 18 ans, entre à l'Hôtel-Dieu le 27 décembre
1881. Elle a été prise il y a treize jours de mal de tête, de courbature, d'inappétence, de vomissements, d'épistaxis et de bourdonnements d'oreilles.

Le 28. La malade répond mal aux questions, mais ne divague
pas. Facies abattu; céphalalgie; bourdonnements d'oreilles,
étourdissements dans la station assise. Le ventre n'est pas ballonné;
il est très peu douloureux à la pression; pas de gargouillement.
Quelques taches rosées sur l'abdomen. Râles sibilants et ronflants
dans toute la hauteur des deux poumons. Bouche sèche; gencives

fuligineuses, langue petite et fendillée, recouverte d'un enduit grisâtre. Diarrhée très intense; la malade ne retient pas ses selles.

T. A., matin, 39,6; soir, 38,8.

Le 29. La nuit dernière. la malade a été très agitée. La diarrhée continue. Albuminurie. On avait prescrit hier 12 gr. de salicylate de bismuth; mais la malade n'a pu en prendre que 6 gr. environ, L'urine présente la réaction de l'acide salicylique.

T. A., matin, 39º; soir, 38,8.

Le 30. La malade a pris hier 12 gr. d'acide salicylique. La nuit dernière, elle a eu un délire violent. Ce matin on constate une légère trémulation dans les tendons des deux mains. Cependant la malade est beaucoup plus calme; le facies est moins abattu, l'œil moins terne. La diarrhée a beaucoup diminué. Salicylate, 12 gr.

T. A., matin, 39.4; soir, 37,8.

Le 31. Le malade est beaucoup mieux, son facies reprend de l'animation; elle répond mieux aux questions qu'on lui adresse. Les bourdonnements d'oreilles sont très intenses; la céphalalgie continue. La diarrhée a diminué; les matières sont noires. Même traitement.

T. A., matin, 38,6; soir, 39,2.

1er janvier. La malade est très agitée; elle remplit la salle de ses cris et de ses gémissements. Même traitement.

T. A., matin, 39,8; soir, 40,2.

Le 2. Hier au soir, à la suite d'une visite de sa famille, la malade a été très fatiguée. Ce fait explique l'élévation de la température. Même traitement. L'albuminurie persiste.

T. A., matin, 39º; soir, 39,3.

Le 3. Hier la malade a eu une hémorrhagie intestinale assez abondante de midi à cinq heures du soir. Elle a eu des selles nombreuses renfermant une assez grande quantité de sang. Elle a pris néanmoins 12 gr. de salicylate de bismuth. Dans les urines on trouve toujours de l'albumine, mais on n'a pas pu obtenir la réaction de l'acide salicylique. On prescrit 14 gr. de salicylate de bismuth.

T. A., matin, 39,8; soir, 3',8.

Le 4. La malade a été très agitée toute la nuit dernière. Elle a pris hier les 14 gr. prescrits. La diarrhée persiste; mais les matières sont moins fétides. La malade n'a eu ni vomissements, ni hémorrhagies. Ce matin elle est assez calme; la peau est moite. Les urines sont toujours albumineuses. On n'y trouve que des traces l'acide salicylique.

T. A., matin, 38,4; soir, 39,4.

Le 5. La malade est ce matin en état d'asphyxie; la face, les extrémités sont cyanosées. La respiration est fréquente et haletante. Pouls 150. La malade a été prise subitement la nuit dernière d'un gonflement du cou, actuellement énorme et dû à de l'emphysème sous-cutané. Cet emphysème s'est étendu aux parois thoraciques antérieure et postérieure. On constate un double souffle tubaire aux deux bases.

T. A., matin 38,4; soir, 40,4.

Le 6. La malade n'a pas pris hier de salicylate de bismuth. L'emphysème persiste; il a envahi le bras.

T. A., matin, 39,2.

Mort à 1 h. de l'après midi.

A l'autopsie, on constate une putréfaction rapide du cadavre. Le gros intestin est fortement teinté de sang depuis le côlon transversé jusqu'au rectum. On trouve des ulcérations folliculaires, non seulement dans la partie terminale de l'intestin grêle, mais encore dans le cœcum. Les ganglions mésentériques sont tuméfiés; à la coupe on trouve du pseudo-pus. A l'ouverture du thorax on constate une infiltration gazeuse du tissu conjonctif du médiastin, de l'emphysème sous-pleural des deux poumons. L'introduction d'air dans la trachée, les poumons étant sous l'eau ne détermine en aucun point l'issue de gaz. Les deux poumons sont fortement congestionnés dans leurs parties postérieures et inférieures; ils présentent un certain nombre d'ecchymoses sous-pleurales. Les autres viscères n'offrent rien à signaler.

Il s'agit, dans cette observation, d'une fièvre typhoïde, grave dès le début, et dont aucune méthode de thérapeutique n'aurait pu sans doute prévenir l'issue fatale. La malade est entrée à l'hôpital dans le cours du deuxième septénaire, et déjà profondément atteinte. Le salicylate de bismuth n'a eu qu'une influence faible et passagère sur la température; une seule fois elle est descendue, un soir, à 37°8, pour remonter presque aussitôt au delà de 40°. Cependant l'état général paraît avoir été amélioré dans une certaine mesure, le délire s'est calmé, la diarrhée a diminué. Nous ne pensons pas que l'hémorrhagie intestinale doive être dans ce cas attribuée au salicylate ; en effet, elle ne s'est pas renouvelée, bien qu'on ait continué l'emploi du médicament, qu'on ait même élevé la dose.

OBSERVATION VI.

Henri M..., âgé de 23 ans, entre à l'Hôtel-Dieu, le 31 décembre 1881. La maladie a débuté, il y a six jours, par de l'embarras gastrique avec fièvre, courbature, frissonnements répétés, maux de tête, insomnies, vertiges dans la station debout. Hier il a eu une légère épistaxis.

1er janvier. Le malade accuse de la douleur au creux épigastrique, et dans la fosse iliaque droite. Ventre un peu ballonné ; diarrhée assez abondante ; langue rouge et sèche. Vertiges ; bourdonnements d'oreilles ; céphalée ; 102 pulsations. Pas de taches On prescrit 12 grammes de salicylate de bismuth.

T. A. matin, 39,8 ; soir, 39°.

Le 2. Dans la journée d'hier, épistaxis prolongée, ayant nécessité le tamponnement. Le malade a vomi une partie du sang qu'il avait avalé. Une certaine quantité a été rendue dans les selles, sous forme de sang encore rouge. Subdélirium. Avec le sang vomi, le malade a rejeté une partie du salicylate de bismuth, qu'il avait pris, néanmoins les urines, présentent la réaction caractéristique de l'acide salicylique.

T. A. matin, 39,4 ; soir, 39,2.

Le 3. On constate quelques taches rosées lenticulaires, sur le dos et les lombes.

T. A. matin, 39° ; soir, 39,6.

Le 4. Le malade se trouve mieux. La nuit a été plus tranquille. Pas d'albumine dans l'urine. Le malade a rendu hier par vomissement une des doses de salicylate de bismuth.

T. A. matin, 38,9 ; soir, 39,8.

Le 5. Un peu d'albumine dans l'urine.

T. A. matin, 38,6 ; soir, 38,8.

Le 6. Légère épistaxis la nuit dernière. Le malade a bien dormi ; peu d'albumine dans l'urine.

T. A. matin, 38,2 ; soir, 38°.

Le 7. Hier au soir, le malade a eu des sueurs profuses, et un refroidissement de la peau, en relation avec la substitution, faite le 5, du salicylate de bismuth du commerce au salicylate de bismuth chimiquement pur, employé jusqu'alors. Le malade accusait hier au soir une grande amélioration, et demandait à manger. Aujourd'hui, il a été repris de sueurs profuses ; il est agité, tremblant. Dyspnée sans congestion pulmonaire. La langue est rouge à la pointe, noire à la partie moyenne et sur les bords. L'albumine est plus abondante dans l'urine. Hyperesthésie des cuisses.

T. A. matin, 39,4 ; soir, 38,7.

Le 8. Le salicylate de bismuth est pris avec répugnance. Epistaxis peu abondante la nuit dernière. Le malade est pâle : trémulation des lèvres et de la langue ; la parole est difficile. Des caillots sanguins obstruent en partie l'orifice antérieur des fosses nasales, et continuent à rendre la respiration difficile et bruyante. Sommeil assez bon.

T. A. matin, 38,4 ; soir, 39,2.

Le 9. Délire pendant la nuit. Ce matin agitation continuelle. L'hémorrhagie nasale s'est reproduite cette nuit, moins abondante que le premier jour. Pas de selles depuis plus de vingt-quatre heures. On supprime le salicylate de bismuth. Injections sous-cunées d'éther et d'ergotine.

T. A. matin, 40°.

Le délire devient de plus en plus violent. La mort arrive à 4 heures de l'après-midi.

L'autopsie n'a pu avoir lieu.

Dans cette observation, on a employé pendant les trois premiers jours du salicylate de bismuth chimiquement pur : ce salicylate ne contenait qu'une très faible quantité d'acide salicylique libre, qu'ou pouvait facilement séparer par l'éther. L'influence de ce salicylate sur la température a été à peu près nulle. Il semble qu'il ne se décompose pas d'une façon notable dans le canal digestif et qu'il ne cède au sang qu'une quantité à peine appréciable d'acide salicylique. On n'en trouvait dans l'urine que des traces insignifiantes. Dès qu'au salicylate chimiquement pur on eut substitué le salicylate impur du commerce, on obtint une chute de la température assez marquée mais passagère. Le malade ne tarda pas à succomber, au milieu de phénomènes nerveux graves, à l'intensité du processus typhique.

OBSERVATION VII.

B..., âgé de 25 ans, entre à l'hôtel-Dieu, le 4 février 1882. Il a été pris, il y a huit jours, de mal de tête violent, a dû cesser son travail et garder le lit. La fièvre ne l'a pas quitté depuis lors. Il a eu des étourdissements, de la diarrhée, des douleurs de ventre.

Le 5. Langue très sale, blanche, étalée. Diarrhée. Douleur à la pression dans la fosse iliaque droite. Insomnie et agitation nocturne. Quelques taches rosées sur le ventre. On prescrit 4 gr. de salicylate de soude.

T. A. matin, 39,2 ; soir, 38,6.

Le 6. Légère épistaxis. Albuminurie. On prescrit 6 grammes de salicylate de soude.

T. A. matin, 38,8 ; soir, 39°.

Le 7. Le malade éprouve une soif ardente. La langue est sèche, noirâtre, fuligineuse. Diarrhée abondante. Albuminurie considérable. On prescrit 6 gr. de salicylate de bismuth.

T. A. matin, 39° ; soir, 38,2.

Le 8. Insomnie et agitation la nuit dernière. Céphalalgie très vive. Ce matin le malade est très abattu. On prescrit 6 gr. de salicylate de bismuth.

T. A. matin, 38,4 ; soir, 38,6.

Le 9. La nuit dernière a été plus calme. Nouvelle poussée de taches. La diarrhée à un peu diminué. Même traitement.

T. A. matin, 39° ; soir, 37, 8.

Le 10. L'albuminurie a diminué. Le malade est toujours plus calme. On prescrit 8 gr. de salicylate de bismuth.

T. A. matin, 38,4 ; soir, 38,4.

Le 11. Le malade a eu hier une hémorrhagie intestinale. Le soir on a fait une injection d'ergotine. Il n'y a plus d'albumine dans les urines. On supprime le salicylate de bismuth.

T. A. matin, 36,6 ; soir, 37.

Le 12. Dans la nuit dernière, le malade a eu plusieurs selles hémorrhagiques. Le malade est fatigué ; mais l'état cérébral est bon. On ne trouve plus dans les urines, ni albumine, ni acide salicylique.

T. A. matin, 39,4 ; soir, 39,2.

Le 13. Trois selles teintées de sang. Nuit calme. On prescrit 2 gr. de salicylate de bismuth.

T. A. matin, 38,2 ; soir, 39°.

Le 14. Cinq selles abondamment hémorrhagiques dans la journée d'hier. Dans la nuit, les matières ne contiennent plus de sang. On supprime le salicylate de bismuth. Celui qui a été pris hier a été éliminé. Les urines présentent la réaction caractéristique.

T. A. matin, 39,6 ; soir, 39,2.

Le 15. Gonflement très prononcé de la région parotidienne droite On prescrit 2 gr. de salicylate de bismuth, avec 1 gr. d'acide salicylique.

T. A. matin, 39,2 ; soir, 37,4.

Le 16. Le malade est cyanosé ; les lèvres sont bleuâtres, les extrémités refroidies. Diarrhée abondante.

T. A. matin, 39,6 ; soir, 39,4.

Le 17. L'abcès parotidien s'est ouvert de lui-même dans le conduit auditif ; on pratique deux incisions, qui donnent très peu de pus.

T. A. matin, 40°.

Mort à 7 heures du soir.

A l'autopsie, on trouve les lésions communes de la fièvre typhoïde ; rien qui mérite d'être signalé.

Nous ferons remarquer que le salicylate de soude donné à la dose de 4 grammes deux jours de suite n'a pas eu d'influence sur la température, que le salicylate de bismuth donné à la dose de 6 grammes, puis de 8 grammes, n'a exercé qu'une action antithermique assez faible. En effet, l'hypothermie énorme qui s'est produite le 11 février, doit surtout être rapportée à l'entérorrhagie abondante survenue la veille. Cependant on supprima le médicament ce jour même, et le lendemain la température remontait de 2°8 et s'élevait plus haut qu'elle ne l'avait fait encore. Une dose de 2 grammes de salicylate de bismuth donnée le 13, n'a eu aucun effet. Mais un mélange de 2 grammes de salicylate de bismuth et de 1 gramme d'acide salicylique a procuré une rémission de 1°8 du matin au soir. L'hémorrhagie intestinale nous paraît devoir être attribuée, non à l'action du salicylate qui, dans cette observation a été administré à doses relativement faibles, mais bien plutôt à l'intensité de l'infection qui s'est manifestée par des troubles nerveux accentués, par une albuminurie considérable, par une parotidite, accident assez rare.

En résumé, les effets produits par le salicylate de bismuth ont été les suivants :

1° Dans presque tous les cas le salicylate de bismuth a déterminé un abaissement très notable de la température. Cet abaissement dépassait d'ordinaire 1 degré ; il a été plusieurs fois de 2 degrés ; il a atteint même parfois près de 3 degrés. Souvent la température a présenté le type inverse, celle du soir étant inférieure à celle du matin. La descente de la courbe thermique suivait une marche progressive et continue, la température de chaque jour étant inférieure à celle de la veille à la même heure.

2° Après l'ingestion de trois ou quatre doses de salicylate de bismuth, de 2 grammes chaque, le malade était presque toujours pris de sueurs abondantes.

3° Lorsque la température avait subi une baisse notable, l'état général s'améliorait manifestement. Le malade était moins abattu; il parlait plus volontiers et d'une façon plus distincte; quelquefois même l'appétit renaissait.

4° Plusieurs malades ont eu des épistaxis ou des hémorrhagies intestinales abondantes. Il est bien difficile de dire si le salicylate de bismuth a pu avoir quelque part dans la production ou l'aggravation de ces accidents qui font, en somme, partie du cortège symptomatique de la fièvre typhoïde.

5° Ni les troubles cérébraux ni les troubles de l'ouïe n'ont été plus intenses qu'ils n'ont coutume de l'être dans les cas traités par d'autres médicaments.

6° Chez quelques malades l'albuminurie existait déjà avant le commencement du traitement; chez d'autres elle est apparue après l'administration du salicylate de bismuth. Mais dans aucun cas, cette complication qui appartient en quelque sorte à la symptomatologie normale de la fièvre typhoïde (on l'observe dans les sept dixièmes des cas environ). n'a paru augmentée par le médicament.

7° Le nombre des selles a été généralement diminué; il s'est produit même dans quelques cas une constipation assez opiniâtre pour nécessiter l'emploi des purgatifs et des lavements. Les déjections étaient noires et avaient perdu presque toute fétidité.

8° Nous devons faire remarquer que presque tous les cas dans lesquels le salicylate de bismuth a été expérimenté étaient des cas graves. Les malades n'entraient à l'hôpital pour s'y faire soigner qu'à la fin du premier, ou même dans le courant du deuxième septénaire. Au moment de leur entrée ils avaient une fièvre intense et présentaient tous les signes d'une intoxication profonde. Les malades qui ont succombé avaient paru dès leur entrée à l'hôpital voués à une mort certaine.

9° Le but principal que se proposait M. Vulpian en expérimentant le salicylate de bismuth n'a pas été atteint. Il espérait enrayer l'évolution de la maladie en faisant arriver jusque dans l'intestin grêle une substance capable d'annuler l'activité du poison typhogène. Les résultats n'ont pas répondu à son attente. L'expérience a démontré que la destruction des germes morbides dans l'intestin grêle, destruction qui semble bien prouvée par la désinfection des selles, est impuissante à abréger la durée de la maladie et à en diminuer la gravité, et que l'évolution des lésions intestinales n'est pas modifiée par le contact de la substance antiseptique avec les points où se produisent ces lésions. On en doit conclure que l'absorption initiale du principe toxique suffit à produire la fièvre typhoïde et toute la série de ses manifestations. La prise de possession de l'organisme est complète dès l'apparition des premiers phénomènes ; la maladie est constituée et doit dès lors parcourir toutes ses phases.

CHAPITRE V

NOUVEAUX ESSAIS DE TRAITEMENT DE LA FIÈVRE TYPHOÏDE
PAR L'ACIDE SALICYLIQUE.

Nous venons de voir que le salicylate de bismuth, s'il est impuissant à enrayer l'évolution de la fièvre typhoïde par son action sur les produits septiques contenus dans l'intestin, exerce du moins sur la température fébrile une action dépressive presque constante et très marquée. Il est probable que cette action est due à l'acide salicylique non combiné que le salicylate de bismuth impur renferme en quantité notable. Il y a, en effet, une grande proportion d'acide salicylique absorbée, et l'urine des malades soumis à l'usage du salicylate de bismuth présente à un haut degré la réaction caractéristique de l'acide salicylique. Il était donc naturel de tenter de nouveaux essais avec ce dernier corps. C'est ce que M. le professeur Vulpian a fait cette année-ci dans son service de l'Hôtel-Dieu.

Nous avons été le témoin de la plupart de ces essais et nous allons rapporter ici, en les résumant, les observations que M. Vulpian a bien voulu mettre à notre disposition.

L'acide salicylique est donné en poudre, dans des pains azymes, par prises de 0 gr. 50, d'heure en heure. On a soin de faire boire une gorgée de liquide (bouillon, eau vineuse ou tisane) après l'ingestion de chaque prise. On commence l'administration du médicament vers 10 heures du matin.

On a essayé à diverses reprises de donner l'acide salicylique suspendu dans une potion au moyen de la gomme adragante. Mais ce mode d'administration répugnait beaucoup plus aux malades que la forme pulvérulente. On dut l'abandonner.

Au début de ses essais M. Vulpian prescrivait l'acide salicylique mélangé à un tiers de phosphate de chaux ou de sucre de lait. Il ne tarda pas à s'apercevoir que l'addition de ces substances neutralisait dans une certaine mesure, l'activité de l'acide salicylique, et dès lors il le prescrivit pur.

Les doses quotidiennes ont varié de 1 gr. à 7 gr.; cette dernière n'a jamais été dépassée. Les doses inférieures à 4 gr. n'ont d'ordinaire qu'une action médiocre.

Observation VIII

L..., âgé de 29 ans, entre à l'Hôtel-Dieu le 4 février 1882. Il a été pris il y a six jours de mal de tête, de frissons et de fièvre. épistaxis le 2 février.

Le 5. Langue sèche; diarrhée; pas de douleur dans la fosse iliaque. Râles sibilants et ronflants. Léger nuage d'albumine dans l'urine. On prescrit un verre d'eau de Sedlitz et 1 gramme d'acide salicylique.

T. A., matin, 39,2; soir, 39,4.

Le 6. Les taches rosées apparaissent. L'acide salicylique se montre dans les urines, qui ne contiennent pas d'albumine. Même dose d'acide salicylique.

T. A., matin, 40°; soir, 39,6.

Le 7. Pas d'albuminurie. Même dose d'acide salicylique.

T. A., matin, 39,6 ; soir, 40°.

Le 8. Les râles de bronchite ont disparu, on porte la dose d'acide salicylique à 2 gr. 50.

T. A., matin, 39,4 ; soir, 39,6.

Le 9. Le malade semble mieux portant, sa langue est moins sèche : 2 gr. 50 d'acide salicylique.

T. A., matin, 38,8 ; soir, 39,2.

Le 10. L'urine présente un léger disque d'acide urique; pas d'albumine, 2 gr. 50 d'acide salicylique.

T. A., matin. 38° ; soir, 39°.

Le 11. Rien à signaler. Même traitement.

T. A., matin, 39° ; soir, 37,6.

Le 12. T. A., matin, 38,4 ; soir, 39,8.

Le 13. Hier dimanche, jour de visite, le malade a eu une forte poussée fébrile, mais qui n'a pas duré. On continue l'acide salicylique à la dose de 2 gr. 50, et l'on prescrit un verre d'eau de Sedlitz.

T. A., matin, 39° ; soir, 37,8.

Le 14. Le malade, à la suite de sa purgation a eu une forte diarrhée. Il a des sueurs assez abondantes depuis deux jours. On trouve un peu d'albumine dans les urines, qui présentent toujours la réaction de l'acide salicylique.

T. A., matin, 39° ; soir, 37,7.

Le 15. La langue est humide. Le malade a toujours des sueurs assez abondantes.

T. A., matin, 38° ; soir, 38°.

Le 17. Les sueurs sont moins abondantes. Le malade a deux ou trois selles par jour. Il y a toujours un peu d'albumine dans l'urine.

T. A., matin, 38° ; soir, 36,8.

Le 18. Le malade dort bien, son sommeil est très calme. On ne trouve plus d'albumine dans l'urine. Le malade se sent bien et demande à manger. A partir de ce jour, le vingtième de la maladie, la défervescence est définitive.

Le malade n'a pris que de très faibles doses quotidiennes d'acide salicylique, 1 gr. pendant trois jours, puis 2 gr. 50. Aussi n'y a-t-il pas lieu de s'étonner que l'influence du médicament sur la température n'ait pas été plus marquée. Cependant nous voyons la température s'abaisser en quatre jours d'une façon graduelle de 40° à 37°,6. Puis un dimanche soir à la suite d'une visite, la température remonte à 39°,8. Le lendemain une nouvelle chute se produisit. Il est à noter que plusieurs fois, dans cette observation, la température a présenté le type inverse. C'est un effet que nous verrons souvent se produire sous l'influence de l'acide salicylique.

Le malade a eu une forte diarrhée; il a présenté une albuminurie légère et passagère. L'administration de l'acide salicylique a été ordinairement suivie de sueurs abondantes.

Observation IX

A... (Marie), âgée de 21 ans, entre à l'Hôtel-Dieu, le 4 février 1882. Elle est malade depuis sept jours. Elle a eu chez elle plusieurs épistaxis, des étourdissements, des bourdonnements d'oreilles.

Le 5. La malade est très abattue. Langue étalée, sale, tremblotante. Quelques taches rosées sur l'abdomen. Gargouillement dans dans la fosse iliaque droite. Constipation. Rate assez grosse. Frottement péricardique. Rien dans les poumons. Léger nuage d'albumine dans les urines. On prescrit deux verres d'eau de Sedlitz, et 1 gramme d'acide salicylique.

T. A., matin, 39,2; soir, 38,8.

Le 6. La malade est allée à la selle, mais sans diarrhée.

T. A., matin, 38°; soir, 39°.

Le 7. Un peu de surdité; quelques nausées, sueurs assez abondantes. Les urines contiennent une faible quantité d'albumine, et présentent la réaction de l'acide salicylique.

T. A., matin, 40°; soir, 39,6.

Le 8. A la suite de l'administration de l'acide salicylique, la malade a vomi hier, et a rendu une partie de la dose du médicament. Les taches, la surdité, les sueurs, l'albuminurie persistent.

Rabeau.   6

T. A., matin, 38,8 ; soir, 38,8.

Le 9. Les vomissements ne se sont pas renouvelés.

T. A., matin, 38° ; soir, 39°.

Le 10. La malade éprouve un mieux-être notable; elle se tient assise sur son lit, s'intéressant à ce qui se passe autour d'elle.

T. A., matin, 37,4; soir, 39,2.

Le 11. T. A., matin, 38° ; soir, 39°.

Le 12. Légère épistaxis ce matin. La malade continue à se trouver bien.

T. A., matin, 38,2 ; soir, 37,8.

Le 13. La dose d'acide salicylique a été portée hier de 1 gr. à 1 gr. 50.

T. A., matin, 37,4; soir, 38,6.

Le 14. On porte la dose d'acide salicylique à 2 grammes. L'urine ne contient plus d'albumine.

T. A., matin, 39° ; soir, 38,4.

Le 15. T. A., matin, 38° ; soir, 39°.

Le 16. T. A., matin, 37,8 ; soir, 37,4.

Le 18. T. A., matin, 37° ; soir, 37,5.

A partir de ce jour, vingt et unième de la maladie, la défervescence est définitive. La convalescence s'accomplit sans accident.

Dans cette observation, comme dans la précédente, l'acide salicylique n'a été donné qu'à très faible dose, 1 gr. pendant les sept premiers jours, puis 1 gr. 50 et enfin 2 grammes. Il paraît malgré cela avoir exercé sur la température, au moins pendant quelques jours, une influence dépressive notable. La température, qui le 7 février au matin s'était élevée à 40°, descendit d'une façon graduelle et presque ininterrompue à 37°,4, chiffre qu'elle atteignit le 10.

Notons le mieux-être que le malade éprouva dès cette époque, on était alors au milieu du deuxième septénaire vers le douzième jour de la maladie. Ce mieux-être ne se démentit pas jusqu'à l'établissement définitif de la défervescence. L'acide salicylique a provoqué des sueurs,

un peu de surdité passagère, et une fois des vomissements.

Observation X

Alphonse C..., âgé de 18 ans, entre à l'Hôtel-Dieu, le 18 février
1882. Le début des accidents remonte à six ou sept jours. Il a eu
hier une épistaxis.

Le 19. Nouvelle épistaxis ce matin. Taches rosées sur l'abdomen
et sur le thorax. Diarrhée depuis cinq ou six jours. Albuminurie.
On prescrit 2 gr. d'acide salicylique.

T. A., matin, 39,8; soir, 40,8.

Le 20. Epistaxis dans la journée d'hier. Un peu de gêne respiratoire, sans que les poumons présentent des signes certains de
congestion. On porte la dose d'acide salicylique à 3 grammes.

T. A., matin, 40,2; soir, 38,7.

Le 21. Epistaxis peu abondante dans la soirée d'hier. La diarrhée diminue. L'albuminurie augmente. Le malade éprouve des
vertiges lorsqu'il veut s'asseoir. On porte la dose d'acide salicylique à 3 gr. 50.

T. A., matin, 40,1; soir, 40°.

Le 22. La fièvre est toujours très vive; insomnie et agitation
nocturne. Pas de sueurs. Le malade dit entendre continuellement
des bruits de cloches et de trompettes. Epistaxis plus abondante
que les précédentes. Quelques râles sibilants dans les deux poumons.

T. A., matin, 40°; soir 39, 5.

Le 23. L'insomnie et l'agitation persistent.

T. A., matin, 39,7; soir, 39,7.

Le 24. L'agitation nocturne a été un peu moins vive. Les conjonctives sont injectées. Les mains sont cyanosées. On porte la dose
d'acide salicylique à 4 gr.

T. A., matin, 40,2; soir, 40,2.

Le 25. La nuit dernière, une épistaxis très abondante a nécessité
le tamponnement de la fosse nasale gauche. L'agitation est moins
vive, la cyanose moins apparente. On ne prescrit que 3 gr. 50
d'acide salicylique.

T. A., matin, 39,2; soir, 39,3.

Le 26. Vive agitation dans la soirée d'hier ; calme pendant la nuit. La peau est toujours un peu cyanosée. L'albuminurie est moins abondante. Les urines présentent toujours la réaction de l'acide salicylique.

T. A., matin, 40,4 ; soir, 40,6.

Le 27. Abattement profond. Il n'y a pas eu de nouvelle épistaxis. Le pouls bat 132 fois par minute. Les urines sont toujours albumineuses, et présentent la réaction de l'acide salicylique.

T. A., 40° ; soir, 41,2.

Le 28. Le malade est très pâle, abattu ; la respiration est difficile ; râles humides aux deux bases des poumons ; 140 pulsations.

T. A., matin, 39° ; soir, 41,8.

Le soir on trouva aux deux bases des poumons du souffle tubaire. Le malade meurt dans la nuit.

A l'autopsie on trouva les deux poumons fortement congestionnés, splénisés aux deux bases avec de nombreux îlots de broncho-pneumonie ; sous les plèvres existaient de nombreuses petites ecchymoses. Le cœur était flasque, décoloré ; il renfermait du sang diffluent. Le foie était gros et flasque ; la rate volumineuse et ramollie. Les reins étaient blancs, mous, sans augmentation de volume. Dans l'intestin grêle on trouva des follicules clos et des plaques de Peyer infiltrés et tuméfiés, mais non ulcérés.

Dans cette observation l'acide salicylique a été donné à doses un peu plus élevées : 2, 3 et enfin 4 grammes. Il paraît avoir exercé les deux premiers jours de son administration quelque influence sur la température, que nous voyons tomber le 20 février au soir à 38°6. Mais cette influence s'épuisa bientôt. La température oscilla pendant quelques jours aux environs de 40°, puis l'hyperthermie, se prononçant de plus en plus, atteignit 41°2, et, le jour de la mort du malade, 41°8. C'est, suivant nous, au moins, autant dans cette calorification excessive que dans les complications pulmonaires qu'il faut chercher la cause de l'issue fatale.

Observation XI

Nicolas L..., âgé de 21 ans, entre à l'Hôtel-Dieu le 25 février 1882. Il fait remonter le début des accidents au 20 février. Il a eu des épistaxis assez abondantes, et de la diarrhée.

Le 26. Quelques taches lenticulaires. Râles de bronchite. Incontinence vésicale. On prescrit un verre d'eau de Sedlitz et 1 gramme de sulfate de quinine.

T. A., matin, 39°; soir, 40o.

Le 27. Le malade a eu hier de nouvelles épistaxis. Diarrhée très abondante. Les urines sont légèrement albumineuses. On continue le sulfate de quinine à la même dose. Le malade a eu un peu de délire la nuit dernière.

T. A., matin, 39,6 ; soir, 38,1.

Le 28. La nuit a été plus calme que la précédente. Même traitement.

T. A., matin, 39,6; soir, 40,4.

1er mars. La nuit a été très agitée. Le malade a une diarrhée abondante, et urine sous lui. On porte la dose de sulfate de quinine à 2 gr.

Le 2. Bourdonnements d'oreilles et surdité.

T. A., matin, 39,4; soir, 39,9.

Le 3. Le malade a été en proie toute la nuit à un délire violent. On supprime le sulfate de quinine, que l'on remplace par 3 gr. d'acide salicylique.

T. A., matin, 39,4 ; soir, 39,5.

Le 4. Le malade a été moins agité hier. Il tousse; mais on ne trouve dans la poitrine que des râles ronflants et sibilants. La diarrhée est peu abondante. Il n'y a pas de sueurs. Le malade se trouve bien; il ne se plaint que de sa surdité. On prescrit 3 gr. 50 d'acide salicylique. La température nous manque pour ce jour.

Le 5. On porte la dose d'acide salicylique à 4 gr.

T. A., matin, 38,2 ; soir, 37°.

Le 6. Le malade a toujours de la surdité mais pas de sueurs. La nuit a été agitée, mais sans délire. Le malade demande sans cesse à manger. Les urines contiennent un peu d'albumine et présentent la réaction de l'acide salicylique.

T. A., matin, 39,4 ; soir, 38°.

Le 7. Les lèvres et la langue sont fuligineuses. La surdité, les bourdonnements d'oreilles persistent. La diarrhée est peu abondante. Outre l'acide salicylique que l'on continue à la dose de 4 gr., on prescrit un verre d'eau de Sedlitz.

T. A., matin, 39,4 ; soir 39,2.

Le 8. Les urines ne contiennent plus d'albumine.

T. A., matin, 40,2, soir, 40°.

Le 9. La surdité diminue. Le malade est toujours un peu excité.

T. A., matin, 38,4 ; soir, 38,3.

Le 10. Le malade va de mieux en mieux.

T. A., matin, 38° ; soir, 38,6.

Le 11. La surdité n'existe plus.

T. A., matin, 38,2 ; soir, 38,6.

La température se maintient encore quelques jours aux environs de 38°. La défervescence s'établit d'une manière définitive le 14 mars, vingt-deuxième jour de la maladie. On ne cesse l'emploi de l'acide salicylique que le 17 mars.

Le sulfate de quinine donné à la dose de 1 gr., puis de 2 gr., plusieurs jours de suite, n'a pas exercé d'influence appréciable sur la température. L'acide salicylique donné à la dose de 3 gr. et de 3 gr. 50 deux jours de suite a fait baisser la température de 3° ; en quarante-huit heures elle est tombée de 40° à 38°. Notons l'amélioration de l'état général qui a suivi immédiatement la suppression du sulfate de quinine et l'administration de l'acide salicylique. La surdité qui s'était produite sous l'influence du sulfate de quinine, diminua et même disparut avant la cessation de l'emploi de l'acide salicylique. De même l'albuminurie cessa avant la suppression de ce médicament. Cette observation présente une particularité assez remarquable et assez rare, c'est qu'il ne s'est pas produit de sueurs sous l'influence de l'administration de l'acide salicylique.

Observation XII.

Marceline B ..., âgée de 20 ans, entra à l'Hôtel-Dieu, le 25 février 1882. Le début des accidents remontait à cinq ou six jours. Le jour de son entrée elle présentait quelques taches rosées lenticulaires sur la paroi abdominale, une diarrhée abondante et une dyspnée très intense avec congestion pulmonaire aux deux bases. On prescrivit 2 gr. d'acide salicylique, le lendemain 3 gr., le surlendemain 3 gr. 50. La malade était très agitée et eut quelques épistaxis. La température oscillait aux environs de 40°. On s'aperçut alors que la malade faisait semblant d'avaler ses prises d'acide salicylique, mais les rejetait dès que la religieuse qui les lui donnait avait le dos tourné. On la surveilla dès lors et on l'obligea d'avaler le médicament. A partir de ce jour le centre des oscillations thermiques s'abaissa; la température resta à cheval sur 39°, ne dépassant pas 39,2. — La dyspnée persista longtemps, mais nous avons dit qu'elle existait déjà le jour de l'entrée de la malade à l'hôpital. La maladie évolua sans autre complication qu'une légère pneumonie qui apparut le 8 mars, seizième jour de la maladie. A diverses reprises l'acide salicylique provoqua des vomissements. La défervescence s'établit le 17 mars, vingt-cinquième jour de la maladie. On supprima l'acide salicylique le 20 mars. La malade était en pleine convalescence et commençait à se lever, lorsque le 2 avril la fièvre se ralluma. Cette rechute, caractérisée par l'apparition de nouvelles taches rosées lenticulaires, ne fut pas traitée par l'acide salicylique et ne dura que six jours.

Observation XIII.

Antoine J..., âgé de 16 ans, entre à l'Hôtel-Dieu, le 25 février 1882. Le début des accidents remonte à dix jours.

Le 26. Quelques taches rosées sur l'abdomen. Râles sibilants et ronflants dans les deux poumons. L'urine contient de l'albumine. On prescrit un verre d'eau de Sedlitz et 2 gr. 50 d'acide salicylique.

T. A., matin, 39,4; soir, 40,3.

Le 27. La nuit a été assez agitée; ce matin le malade est abattu. Diarrhée abondante. Le ventre est ballonné et douloureux à la pression. L'urine, très albumineuse, présente la réaction de l'acide salicylique.

T. A., matin, 39,2; soir, 39,2.

Le 28. Dans la soirée d'hier le malade est tombé tout à coup dans le collapsus; il ne parlait plus; les membres étaient en résolution, les yeux fixes. Après une injection d'éther, il revint à lui peu à peu. On porte la dose d'acide salicylique à 3 gr. 50.

T. A., matin, 39°; soir, 39,4.

1er mars. Le malade accuse une amélioration sensible. La langue est un peu humide. Insomnie; agitation nocturne. Pas de sueurs notables, ni de bourdonnements d'oreilles. Les urines, toujours albumineuses, présentent la réaction de l'acide salicylique.

T. A., matin, 38,6; soir, 39,2.

Le 2. T. A., matin, 38,4; soir, 38,3.

Le 3. L'amélioration paraît persister. La toux est assez fréquente.

T. A., matin, 38,6; soir, 38,7.

Le 4. T. A., matin, 38,8; soir, 37,8.

Le 5. Les nuits sont plus calmes; pas de stupeur. L'albumine est moins abondante dans l'urine.

T. A., matin, 38,4; soir, 39,4.

Le 6. La fièvre s'est rallumée hier. Ce matin l'état général est moins bon. La langue est sèche; insomnie, agitation.

T. A., matin, 39,2; soir, 38°.

Le 7. T. A., matin, 39°; soir, 38,4.

Le 8. L'agitation nocturne a cessé. Le malade se plaint d'une céphalalgie intense. Les urines contiennent à peine quelques traces d'albumine. Elles présentent toujours la réaction de l'acide salicylique, que l'on continue d'administrer à la dose de 3 gr. 50.

T. A., matin, 39°; soir, 37,2.

Le 9. Le malade accuse une grande amélioration. La céphalalgie a à peu près disparu.

T. A., matin, 37,8; soir, 37,2.

Le 10. L'amélioration s'accentue. Le malade a eu des nausées et quelques vomissements.

T. A., matin, 37,6; soir, 36,8.

Le 11. L'albumine a presque complètement disparu de l'urine, qui présente toujours la réaction de l'acide salicylique.

T. A., matin, 37°; soir, 36,6.

A dater de ce jour, vingt-quatrième de la maladie, la défervescence est complète. On supprime l'acide salicylique le 17 avril ; ce
jour-là, la température remonte un peu ; le soir elle s'élève à
37,9. Mais dès le lendemain elle redescendait au chiffre normal.

L'acide salicylique, donné à la dose de 2 gr. 50, puis
de 3 gr. 50, a exercé une influence incontestable, mais
assez lente sur la température qui, en sept jours, est
descendue graduellement de 40°2 à 37°8. Puis, sous
une influence indéterminée, la température remonte à
39°3 et pendant trois jours se maintient aux environs de
39°, avant la défervescence définitive, qui survient le
vingt-quatrième jour. Le jour même où la température
s'est relevée, l'état général qui allait s'améliorant est
devenu moins bon. Le troisième jour du traitement le
malade a présenté des phénomènes de collapsus qui se
dissipèrent très promptement. L'albuminurie qui existait déjà au moment de l'entrée du malade, n'a pas été
augmentée par l'usage prolongé de l'acide salicylique.
L'albumine disparut même complètement de l'urine
avant la cessation de l'emploi du médicament.

Observation XIV.

Périne L...., âgée de 24 ans, entrée à l'Hôtel-Dieu le 14 mars
1882, au huitième jour de la maladie. Dans cette observation,
l'acide salicylique donné aux doses de 3, de 4, et enfin, de 5
grammes, n'a exercé aucune influence appréciable sur la calorification. Jusqu'au vingt-deuxième jour de la maladie, la température a dépassé presque tous les soirs 40°. Les rémissions matinales
variaient de 1° à 1° et quelques dixièmes. Malgré cette hyperthermie
persistante, les phénomènes nerveux ont été peu accentués, un peu
d'agitation et de délire vers la fin, voilà tout. La malade avait à
peine le facies typhique ; elle répondait aisément et convenable-

ment aux questions qu'on lui adressait. Il n'est survenu aucune complication ; la défervescence définitive ne s'est établie que le trentième jour. Il y eut un peu d'albumine dans les urines. L'acide salicylique était bien éliminé. Il a produit, sauf l'hypothermie, ses effets physiologiques habituels : sueurs abondantes et bourdonnements d'oreilles. Nous devons encore faire remarquer que cette malade a pris, pendant dix-neuf jours de suite, de l'acide salicylique à la dose de 5 grammes par jour sans qu'il se soit produit aucun phénomène d'intoxication ou même d'intolérance, si ce n'est quelques rares vomissements.

Observation XV.

V..., âgé de 18 ans, entre à l'Hôtel-Dieu le 18 mars 1882. Il est malade depuis dix jours. L'acide salicylique donné successivement aux doses de 2, de 3, de 4, et enfin, de 5 grammes, n'a exercé que très peu d'action sur la température. Au bout de quatre jours de l'administration du médicament le centre des oscillations thermiques s'abaissa ; de 40°, il tomba à 39°. La fièvre fut d'ailleurs remarquable par sa persistance ; l'apyrexie définitive ne s'établit que le trente-quatrième jour de la maladie. Nous avons noté que le malade, de son propre aveu, se livrait journellement à des excès de boisson ; or, divers auteurs, ont déjà signalé la résistance particulière que les alcooliques opposent à l'action de l'acide salicylique. A part sa longue durée, cette fièvre typhoïde n'a présenté rien de remarquable, aucun incident, aucune complication. Il n'y eut jamais d'albumine dans les urines, bien que le malade eût pris quatorze jours de suite une dose quotidienne de 5 grammes d'acide salicylique.

Observation XVI.

Elise G..., âgée de 27 ans, entre à l'Hôtel-Dieu le 1ᵉʳ avril 1882. Le début de la maladie remonte à douze jours environ.

2 avril. Céphalalgie, bourdonnements d'oreilles ; sensation de vertige même dans la position horizontale. Ventre un peu ballonné ; douleurs dans la fosse iliaque droite ; gargouillement. No mbreuses taches rosées lenticulaires sur l'abdomen et sur le thorax. Langue

large, sale et sèche. Epistaxis utérine depuis deux jours. Diarrhée assez abondante. Albuminurie. On prescrit 4 grammes d'acide salicylique phosphaté.

T. A, matin, 39,8; soir, 39,8.

Le 3. Nuit agitée. La diarrhée a diminué. On prescrit 5 grammes d'acide salicylique.

T. A., matin, 38,2; soir, 39,4.

Le 4. Nuit très agitée. L'épistaxis utérine persiste. Peu de céphalalgie.

T. A., matin, 37o; soir, 39,4.

Le 5. La nuit dernière a été meilleure que les précédentes; la malade a dormi ; elle est un peu moins prostrée. La langue est toujours sèche. On prescrit un verre d'eau de Sedlitz. L'urine contient une quantité notable d'albumine; le perchlorure de fer y décèle une grande abondance d'acide salicylique.

T. A., matin, 38,3; soir, 39o.

Le 6. La malade a passé une assez bonne nuit. Malgré l'eau de Sedlitz, elle n'est pas allée à la selle. L'épistaxis utérine a cessé.

T. A., matin, 39,8 ; soir, 40,7.

Le 7. La malade a déliré toute la nuit. La constipation persiste. On prescrit un verre d'eau de Sedlitz. La face est toujours rouge , la langue sèche.

T. A., matin, 38,7 ; soir, 40o.

Le 8. La malade a encore déliré la nuit dernière ; elle a eu 2 selles. Epistaxis nasale. La face est un peu cyanosée. A l'auscultation on trouve, en arrière, des signes de congestion pulmonaire.

T. A., matin, 38,4 ; soir, 39,2.

Le 9. Nouvelle épistaxis nasale. La malade accuse un peu de mal de gorge. L'albuminurie persiste.

T. A., matin, 37,6 ; soir, 39o.

Le 10. Nouvelle épistaxis nasale. On prescrit une potion avec 2 grammes de chloral.

T. A., matin, 39o, soir, 37,4.

Le 11. Encore une épistaxis. La langue est très sèche; la malade se plaint de la gorge et du nez. Elle n'est pas allée à la selle depuis quatre jours; on prescrit un verre d'eau de Sedlitz.

T. A., matin, 38o; soir, 39,4.

Le 12. La malade a toujours de petites épistaxis nasales ; elle se plaint d'être un peu sourde.

T. A., matin, 38,2 ; soir, 39,5.

Le 13. La malade a eu 2 selles diarrhéiques.

T. A., matin, 38,8 ; soir, 39o.

Le 14. La langue est beaucoup moins sèche.

T. A., matin, 38.2 ; soir, 38,6.

Le 15. La malade a été trés agitée la nuit dernière.

T. A., malin, 37,6 ; soir, 38,5.

Le 16. La malade a eu hier deux selles diarrhéiques ; elle est beaucoup mieux.

T. A., matin, 37,2 ; soir, 38o.

L'apyrexie définitive s'établit le lendemain, vingt-huitième jour de la maladie. On ne supprima l'acide salicylique que le 23 avril.

Dans cette observation, l'acide salicylique a été donné à la dose de 4 gr., puis de 5 gr., mais mélangé à une certaine quantité de phosphate de chaux. Nous attribuerions volontiers à l'addition de cette dernière substance et la constipation assez opiniâtre dont la malade a souffert et la faiblesse de l'action antithermique. La température, après être tombée une fois à 37° le troisième jour du traitement s'est aussitôt relevée, et n'a pas offert une seule fois le type inverse. La malade a présenté à diverses reprises des épistaxis utérines et nasales, elle a eu aussi un peu de congestion pulmonaire. Ces accidents, qui ont été d'ailleurs fort légers, sont peut-être imputables dans une certaine mesure à l'action de l'acide salicylique.

OBSERVATION XVII.

Jean D...., âgé de 18 ans, entre à l'Hôtel-Dieu le 5 avril 1882. Il est malade depuis onze jours. Son état est extrêmement grave : prostration profonde, langue sèche et fuligineuse, agitation convulsive des lèvres, diarrhée abondante, albuminurie.

6 avril. On prescrit 5 grammes d'acide salicylique. La tempéra-

ture qui était à 40° le matin, tomba le soir à 38,8, mais le lendemain elle se releva, malgré la continuation de l'emploi de l'acide salicylique et dépassa 40o. Les phénomènes ataxo-adynamiques se prononcèrent de plus en plus.

Le 11, une chute remarquable se produisit. La température, qui le matin était à 40,4, tomba le soir à 37,8. Mais le lendemain le malade mourait.

L'autopsie ne put être faite. Nous devons faire remarquer que ce malade est entré à l'hôpital à une période déjà avancée de la maladie, au milieu du deuxième septénaire et dans un état très grave qui fut jugé désespéré dès le jour de son entrée.

OBSERVATION XVIII

Marie D..., âgée de 28 ans, entre à l'Hôtel-Dieu le 6 avril 1882. Elle est malade depuis huit jours.

Le 7. On constate quelques taches rosées lenticulaires. Céphalalgie, bourdonnements d'oreilles, vertiges. Il n'y a ni stupeur, ni prostration, la malade répond facilement aux questions qu'on lui pose. Diarrhée. On prescrit 4 grammes d'acide salicylique.

T. A., matin, 38,8 ; soir, 38,6.

Le 8. La diarrhée continue. Beaucoup d'albumine dans l'urine. On porte à 5 gr. la dose d'acide salicylique.

T. A., matin, 38,5 ; soir, 38,4.

Le 9. La nuit dernière a été un peu agitée. On prescrit, outre l'acide salicylique, 2 gr. de chloral.

T. A., matin, 38,8 ; soir, 39,2.

Le 10. La nuit dernière a été meilleure que la précédente.

T. A., matin, 38° ; soir, 39°.

Le 11. La malade n'est pas allée à la selle depuis deux jours. On prescrit un verre d'eau de Sedlitz. L'albumine est toujours très abondante.

T. A., matin, 37,7 ; soir, 38,9.

Le 12. La malade a fait deux selles diarrhéiques.

T. A., matin, 37° ; soir, 38°.

Le 13. T. A., matin, 37° ; soir, 38°.

Le 14. La céphalalgie a diminué. Il existe encore des bourdonnements d'oreilles et des vertiges. Le perchlorure de fer décèle une grande quantité d'acide salicylique dans les urines, qui sont toujours très chargées d'albumine.

T. A., matin, 36,6; soir, 37°.

A partir de ce jour, dix-septième de la maladie, la défervescence fut définitive. L'acide salicylique ne fut supprimé que le 22 avril. L'albuminurie ne cessa que le 5 mai.

La température n'a pas dépassé 39°. Sauf une réascension à ce chiffre, qui s'est produite le 9 avril (c'était un dimanche jour de visite), elle est descendue graduellement à 37° en six jours. Toutefois elle n'a que rarement présenté le type inverse. Bien que la fièvre typhoïde dont il s'agit, ait été très légère, l'albuminurie a été exceptionnellement intense et prolongée. L'inflammation très probable du parenchyme rénal n'a d'ailleurs nullement empêché l'élimination de l'acide salicylique et n'a produit aucun accident d'intoxication par rétention et accumulation du médicament dans l'organisme, bien que la malade eût pris quinze jours de suite 5 grammes d'acide salicylique par jour.

Observation XIX

B..., âgé de 26 ans, entre à l'Hôtel-Dieu le 22 avril 1882. Il était malade depuis trois semaines environ et gardait le lit depuis quinze jours. T. A., le soir du jour de l'entrée, 40,4.

Le 23. Le malade est dans un état de prostration extrême; il répond à peine aux questions qu'on lui adresse. Il se plaint d'une céphalalgie intense qui l'empêche de dormir la nuit. Langue sèche et fuligineuse; ventre ballonné, douloureux à la pression; diarrhée légère. Quelques taches rosées lenticulaires. Râles sibilants dans toute la hauteur des deux poumons. Respiration pénible. Beaucoup d'albumine dans les urines. On prescrit un verre d'eau de Sedlitz, 4 gr. d'acide salicylique, et des lotions froides.

T. A., matin, 39,6; soir, 40°.

Le 24. Le malade a vomi hier après l'ingestion de l'acide salicylique. Pas de diarrhée. On porte la dose d'acide salicylique à 5 grammes.

T. A., matin, 39,6 ; soir, 38,8.

Le 25. Les urines présentent la réaction de l'acide salicylique.

T. A., matin, 38,6 ; soir, 38,7.

Le 26. L'état du malade s'est aggravé. Le ventre est très ballonné, très douloureux à la pression. Délire toute la nuit. Incontinence urinaire et fécale. La dyspnée a augmenté. On continue l'acide salicylique à la dose de 5 gr.

T. A., matin, 40,2 ; soir, 38,5.

Le 27. Le malade est toujours très abattu. A midi, en allant à la selle, il est pris d'une hémorrhagie intestinale ; il rend à peu près deux verres de sang.

T. A., matin, 38,2 ; soir, 39,6.

Mort ce même jour à neuf heures du soir.

L'autopsie fut faite trente-six heures après la mort. L'intestin grêle présente à 40 centimètres environ avant le cæcum une coloration d'un rouge sombre, sur une longueur de 4 à 5 travers de doigt. Le gros intestin, surtout le cæcum, présente une teinte rougeâtre et contient du sang mélangé à des matières fécales. On trouve dans l'iléon des follicules et des plaques à diverses périodes d'inflammation. Rien d'autre à signaler.

Il s'agit, dans cette observation, d'un malade entré à l'hôpital dans le cours du deuxième septénaire d'une fièvre typhoïde grave. On porta, dès le premier jour, un pronostic fatal. L'acide salicylique paraît avoir exercé d'abord son influence habituelle sur la température. En trois jours elle s'abaissa graduellement de 40°,4 à 38°,6. Mais elle remonta aussitôt, puis elle redescendit encore une fois et présenta même le type inverse la veille du jour de la mort du malade. L'état de débilitation extrême où se trouvait le malade permet de comprendre qu'une hémorrhagie intestinale, même peu abondante, ait pu hâter sa mort.

Observation XX

Marie B..., âgée de de 16 ans, entre à l'Hôtel-Dieu le 22 avril 1882. Elle est malade depuis neuf ou dix jours.

Le 23. Stupeur profonde. Céphalalgie, bourdonnements d'oreilles. Il existe un certain degré de laryngo-typhus; la voix est presque aphone; la déglutition et la respiration sont gênées. Langue sèche, fuligineuse. Douleur dans la fosse iliaque droite et gargouillement. Taches rosées sur l'abdomen. Beaucoup d'albumine dans l'urine. La malade a eu deux épistaxis depuis hier au soir. Elle a été très agitée toute la nuit. On prescrit 4 gr. d'acide salicylique et 1 gr. de chloral.

T. A., matin, 40,2; soir, 39°.

Le 24. Délire toute la nuit. Elle a rejeté une partie de l'acide salicylique qu'on a voulu lui faire prendre. On porte la dose à 5 gr.

T. A., matin, 40,2; soir, 38°.

Le 25. Le délire et l'agitation persistent. La malade se plaint de mal de gorge; elle éprouve une grande difficulté à avaler et à respirer. Elle a encore eu des épistaxis. On continue l'acide salicylique. On prescrit, en outre, un verre d'eau de Sedlitz et deux lotions vinaigrées dans la journée.

T. A., matin, 40,3; soir, 38°.

Le 26. Même état que la veille. On continue l'acide salicylique.

T. A., matin, 38,6; soir, 39°.

Le 27. Epistaxis. Deux selles diarrhéiques. La stupeur est encore profonde. Les urines contiennent toujours beaucoup d'albumine.

T. A., matin, 38,2; soir, 39°.

Le 28. La malade est moins agitée la nuit. La dysphagie persiste.

T. A., matin, 39°; soir, 39,4.

Le 29. La malade accuse de la surdité; mais elle se trouve mieux. On constate un peu de muguet sur la langue et sur la lèvre inférieure. On prescrit un collutoire au borax. Les urines contiennent toujours beaucoup d'albumine.

T. A., matin, 37,4; soir, 38,5.

Le 30. Amélioration notable; la malade sourit; la langue est redevenue humide.

T. A., matin, 38° ; soir, 39°.

1er mars. L'amélioration persiste.

T. A., matin, 37,1 ; soir 38,2.

A partir du 2 mai, dix-neuvième jour de la maladie, la défervescence est définitive. On supprime l'acide salicylique le 6 mai. On trouvait encore des traces d'albumine dans l'urine le 11 mai.

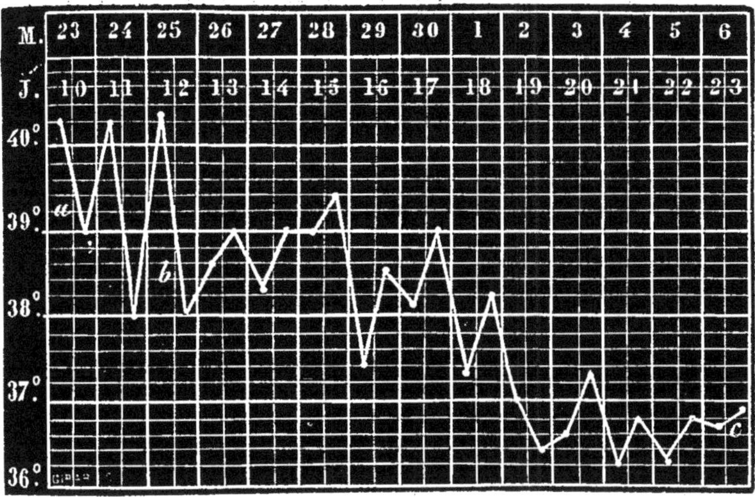

a = 4 gr. d'acide salicylique.

b = 5 gr. d'acide salicylique.

c = Suppression de l'acide.

Cette malade présentait, dès le jour même de son entrée, des phénomènes de laryngo-typhus ; on ne peut par conséquent, les imputer à l'action de l'acide salicylique. Notons les remarquables exemples de type inverse que la fièvre a présentés les trois premiers jours de l'administration du médicament. La température qui s'élevait le matin à 40°,2 et même à 40°,4 est tombée le soir à 39° sous l'influence de 4 gr. d'acide salicylique, puis à 38° sous l'influence de 5 grammes. Le type inverse ne s'est plus remontré à vrai dire. Mais la tempé-

Rabeau.   7

rature ne s'est plus élevée aussi haut qu'elle l'avait fait d'abord, elle s'est mise à osciller entre 38° et 39°.

OBSERVATION XXI.

G..., âgé de 18 ans, entre à l'Hôtel-Dieu, le 13 mai 1882. Le début des accidents, remonte à cinq ou six jours. Le malade a eu chez lui plusieurs épistaxis.

Le 14. Stupeur assez marquée. Douleur dans les deux fosses iliaques. Rate assez grosse. Pas de taches. On prescrit 4 gr. d'acide salicylique.

T. A. matin, 38,4 ; soir, 39,2.

Le 15. Même état. Rétention d'urine. On porte à 5 gr. la dose d'acide salicylique.

T. A. matin, 39,6 ; soir, 38,6.

Le 16. Des taches rosées lenticulaires apparaissent sur l'abdomen.

T. A. matin, 38,8 ; soir, 39°.

Le 17. Sueurs abondantes. L'urine, examinée pour la première fois, ne contient pas d'albumine.

T. A. matin, 37,4 ; soir, 37,8.

Le 18. Le malade se trouve mieux. La sueur et la salive essayées par le perchlorure de fer, ne présentent ni l'une ni l'autre, la réaction caractéristique de l'acide salicylique, que l'on trouve d'ailleurs dans l'urine.

T. A. matin, 38,1 ; soir, 38,3.

Le 19. Sueurs abondantes. Sifflements d'oreilles. Pas d'albuminurie. Le malade continue à se trouver mieux.

T. A. matin, 38° ; soir, 38,5.

Le 20. Le malade a la peau fraîche. Les taches sont encore visibles. Constipation. On prescrit un lavement.

T. A. matin, 37,7 ; soir, 37,7.

Le 21. Sueurs abondantes. Le malade a fait deux selles.

T. A. matin, 37,6 ; soir, 37,4.

Le 22. Bourdonnements d'oreilles. Léger subdélire.

T. A. matin, 37,2, soir, 37,4.

Le 23. Eruption sudorale. Délire et agitation toute la nuit dernière. Ce matin le malade est plus calme.

T. A. matin, 37,8 ; soir, 38,2.

Le 24. Le malade, très agité hier toute la journée, n'a pris qu'une dose (0, gr. 50) d'acide salicylique. Il a été calme la nuit et a pu dormir. Il a des bourdonnements d'oreilles, mais pas de céphalalgie. On supprime l'acide salicylique.

T. A. matin, 37,6.; soir, 37°.

Le 25. Le délire ne s'est pas renouvelé. Le malade a eu hier une légère épistaxis.

T. A. matin, 37° ; soir 36,3.

Le 26. Le malade va bien. La diarrhée a cessé.

T. A. matin, 37° ; soir 36,8.

Le 27. Les urines présentent encore la réaction caractéristique de l'acide salicylique.

T. A. matin, 37,4 ; soir 37,8.

A partir du 28 mai, vingtième jour de la maladie, la défervescence fut définitive ; la convalescence s'accomplit sans accidents.

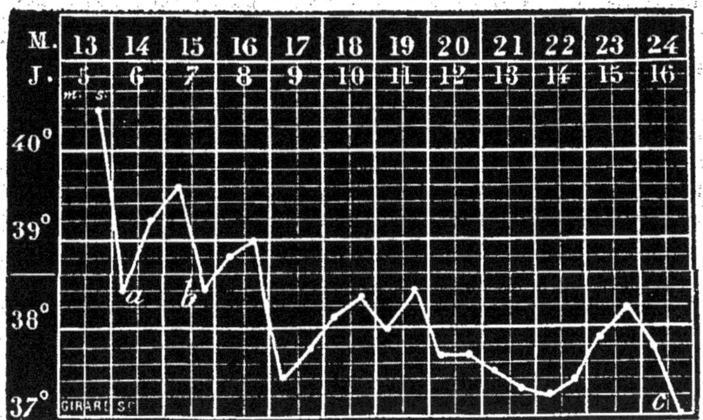

a = 4 gr. d'acide salicylique.

b = 5 gr. d'acide salicylique.

c = Suppression de l'acide.

Dans cette observation, bien que la température n'ait que rarement offert le type inverse, l'action antipyrétique de l'acide salicylique s'est manifestée d'une manière incontestable. La température, qui le jour de l'entrée, s'était élevée à 40°,4, descendait en quatre jours à

37°,4, et dès lors, oscilla aux environs de 38°, ne dépassant jamais 38°,4, jusqu'au jour où survint la défervescence définitive. Dès le huitième jour de la maladie, troisième du traitement, le malade accusait un bien être marqué. Au moment où s'est produit le maximum de l'hypothermie, il y eut un peu de délire qui cessa dès qu'on suspendit l'emploi du médicament.

OBSERVATION XXII.

Albert R..., âgé de 24 ans, entre à l'Hôtel-Dieu, le 4 juillet 1882, Il est malade depuis neuf jours.

Le 5. Ventre ballonné, douloureux à la pression. Pas de taches. Pas de diarrhée. Langue sale, couverte d'un enduit grisâtre. Râles de bronchite. Pas d'albuminurie. On prescrit 8 gr. d'acide borique dans un litre de limonade tartrique.

T. A. matin, 39,6 ; soir, 40,2.

Le 6. Le malade a été agité, et privé de sommeil toute la nuit. Quelques taches rosées apparaissent sur l'abdomen. On prescrit 16 gr. d'acide borique, et une potion chloralée.

T. A. matin, 39,4 ; soir, 40,2.

Le 7. Le malade a eu hier des nausées, il n'a pu prendre que la moitié de sa limonade, soit environ 8 gr. d'acide borique. La céphalalgie est intense ; les conjonctives sont injectées. On prescrit 10 gr. d'acide borique.

T. A. matin, 40,2 ; soir, 39,2.

Le 8. Insomnie, agitation. Toux très fréquente, râles sibilants et ronflants, dans les deux poumons. Diarrhée. Pas d'albumine. L'acide a été bien toléré.

T. A. matin, 40,3 ; soir, 39,4.

Le 9. On prescrit de nouveau, 16 gr. d'acide borique.

T. A. matin, 40,4 ; soir, 39,4.

Le 10. Le malade tousse beaucoup, se plaint d'une céphalalgie intense. La fièvre tend à s'accroître, plutôt qu'à diminuer. On supprime l'acide borique, et l'on prescrit l'acide salicylique, à la dose de 6 grammes.

T. A. matin, 40,6 ; soir, 38,8.

Le 11. Le malade se trouve beaucoup mieux. La nuit a été plus calme. La sensation de malaise qui avait persisté jusque-là, a disparu. On porte la dose d'acide salicylique à 7 gr. On trouve une notable quantité d'albumine dens l'urine.

T. A. matin, 38,6 ; soir 37,9.

Le 12. L'amélioration s'accentue rapidement. Le pouls est moins fréquent, la toux moins répétée. Les conjonctives ne sont plus injectées. L'albuminurie a diminué. La céphalalgie a disparu. Le malade a une ou deux selles diarrhéiques par jour.

T. A. matin, 37,6 ; soir 36,8.

Le 13. La respiration est un peu haletante ; râles de bronchite généralisés ; signes de congestion aux bases. Léger mal de gorge et un peu de dysphagie. On ne trouve plus d'albumine dans l'urine. On supprime l'acide salicylique.

T. A. matin, 37° ; soir, 37,8.

Le 14. La fièvre a reparu.

T. A. matin, 38° ; soir, 38,7.

Le 15. La céphalalgie, les douleurs abdominales n'ont pas reparu. Le sommeil est bon ; pas de sueurs, ni de surdité. On prescrit de nouveau 7 gr. d'acide salicylique.

T. A. matin, 38,6 ; soir, 36,8.

Le 16. Le pouls ne bat que 72 fois par minute. Les râles de bronchites sont moins abondants. L'urine ne contient pas d'albumine.

T. A. matin, 37,2 ; soir, 37°.

Le 17 L'amélioration continue,

T. A. matin, 37,3 ; soir, 37,4.

Le 18. Le malade se considére comme guéri, il mange de la soupe et un œuf. On supprime l'acide salicylique.

T. A. matin, 37° ; soir, 38,8.

Le 19. L'état général reste bon.

T. A. matin, 37,6 ; soir, 37,5.

Le 20. T. A. matin, 37° ; soir, 36,6.

Le 21. Le malade s'est levé hier pour la première fois.

T. A. matin, 37° ; soir, 37°.

Une rechute eut lieu le 24. Elle fut caractérisée, par un ballonnement du ventre, de la douleur dans la fosse iliaque droite, une diarrhée abondante, et de l'albuminurie. La température s'élève à 39,8, le 25 au soir. On prescrit 6 gr. d'acide salicylique. Il y eut des bourdonnements d'oreilles, des sueurs abondantes, un peu de

élire de persécution, mais la température ne tarda pas à baisser, et
la défervescence définitive s'établit le 31 juillet.

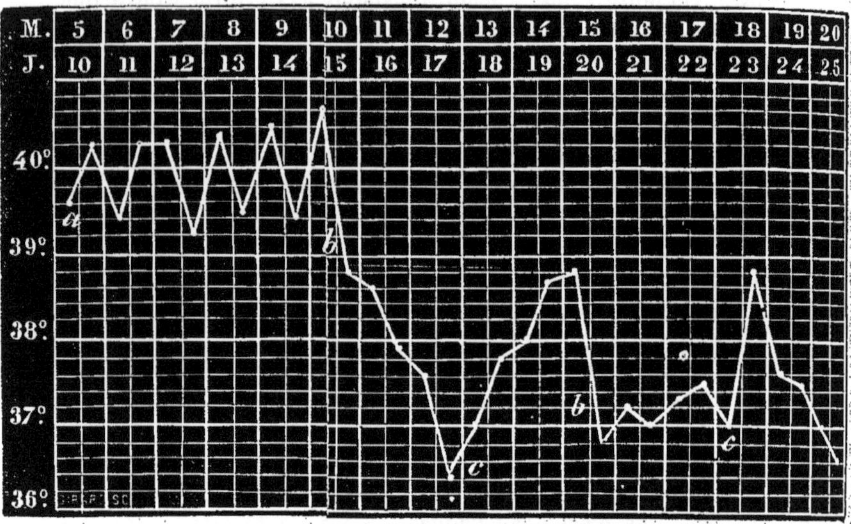

a = Acide borique.
b = Acide salicylique.
c = Suppression de l'acide salicylique.

Nous voyons dans cette observation que l'acide borique, essayé pendant cinq jours à doses variant de 10 à
16 grammes, n'a exercé aucune action dépressive sur la
température. Loin de diminuer, la fièvre s'est plutôt
accrue.

Le 10 juillet, on donna 6 grammes d'acide salicylique, le lendemain et le surlendemain 7 grammes. Sous
l'influence du médicament il s'est opéré une descente
thermométrique des plus remarquables. La température,
qui le 10 au matin était à 40°,6, tomba le soir à 38°,8, et au
bout de deux jours à 36°.4. Le mode suivant lequel s'est
opérée cette descente a été caractéristique de l'action de

l'acide salicylique. En effet, non seulement la température vespérale était inférieure à la matinale, mais encore la température du matin était inférieure à celle de la veille au soir. En d'autres termes, il ne s'est pas produit, tant qu'a duré l'action de l'acide salicylique, une seule exacerbation fébrile ; la baisse a été ininterrompue.

Le 13, on suspend l'emploi de l'acide salicylique. La température remonte également d'une manière continue de deux degrés en deux jours. On reprend l'acide salicylique le 15, la température tombe de deux degrés le jour même et se maintient dès lors aux environs de 37°, sauf une exacerbation qui se produisit le 18, jour où l'on supprime l'acide salicylique, et où le malade commença à manger. Nous voyons, en somme, chaque reprise du médicament être immédiatement suivie d'une rémission thermique qui persiste tant qu'on en continue l'administration, et qui cesse dès qu'on la suspend. Ajoutons que la déservescence produite par l'acide salicylique s'est accompagnée d'une amélioration très marquée de l'état général, et si, au moment du maximum de l'hypothermie, il s'est produit un peu de congestion pulmonaire, cet accident n'a présenté aucune gravité et n'a pas tardé à se dissiper. Notons encore que l'albuminurie dont l'apparition avait semblé coïncider avec le début de la médication salicylée a cessé avant la suppression de cette médication.

OBSERVATION XXIII.

François B..., âgé de 27 ans, entre à l'Hôtel-Dieu, le 29 juillet 1882. Il est malade depuis six jours. Il a eu une épistaxis légère, il a une diarrhée abondante, beaucoup d'albuminurie, il est plongé dans une stupeur profonde. La nuit il est en proie à un délire violent.

Le 30. On prescrit 6 gr. d'acide salicylique.

T. A., matin, 40°; soir, 39,8.

Le 31. La nuit a été meilleure que les précédentes. Le malade a dormi un peu.

T. A., matin, 39,8; soir, 37,2.

1er août. On n'a pu donner hier que 3 gr. 50 d'acide, au lieu des 6 gr. qui avaient été prescrits. Le délire a été très violent dans la soirée; la nuit a été plus calme. On supprime l'acide salicylique.

T. A., matin, 38,6; soir, 39,6,

Le 2. T. A., matin, 39,6 ; soir, 40°.

La médication salicylée ne fut pas reprise. Le 4 août le malade eut une hémorrhagie intestinale assez abondante qui fit tomber la température aux environs de 38°. La défervescence définitive s'établit le 14 août, vingt-deuxième jour de la maladie.

Ce malade n'a été soumis que deux jours à l'usage de l'acide salicylique. Une première dose de 6 gr. ne fit descendre la température que de quelques dixièmes de degré. Une dose de 3 gr. administrée le lendemain fit tomber la température de 39°8 à 37°2, c'est-à-dire de 2°6, en moins de douze heures. Le malade était en proie à un délire très violent, il ne prenait le médicament qu'avec la plus grande difficulté, on en supprima l'emploi ; aussitôt la température remonta. Quant à l'hémorrhagie intestinale qu'a présentée ce malade, elle est survenue quatre jours après la cessation de la médication salicylée ; elle ne saurait donc être imputée à l'action de l'acide salicylique, dont le malade d'ailleurs n'avait pris que 9 gr. 50 en tout.

OBSERVATION XXIV.

Auguste S..., âgé de 18 ans, entre à l'Hôtel-Dieu le 14 septembre

1882. Il est au sixième jour d'une fièvre typhoïde. Les deux premiers jours qu'il passa à l'hôpital la température se maintint aux environs de 40°. Le 16 septembre au matin elle atteignit 40,4 ; on prescrivit 6 gr. d'acide salicylique. Le soir la température était descendue à 38,8, c'est-à-dire de 1,6 en moins de douze heures. Le lendemain la défervescence s'accentua encore ; la température descendit le soir jusqu'à 37° ; en vingt-quatre heures, il s'était ainsi produit un abaissement de 3°,4. En même temps le malade accusait une amélioration sensible.

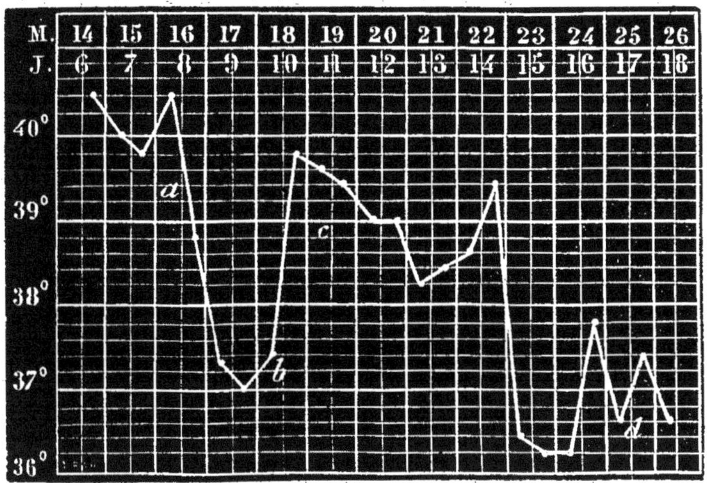

a = Acide salicylique.
b = Suppression de l'acide salicylique.
c = Salicylate de soude.
d = Suppression du salicylate.

Dans la nuit du 17 au 18, le malade eut un peu de délire. Le matin on constata un léger degré de congestion des conjonctives ; les yeux étaient larmoyants. On supprima l'acide salicylique. La température remonta le jour même de 2°,5. Le lendemain on donna 4 gr. et le surlendemain 6 gr. de salicylate de soude. La température s'abaissa de nouveau, mais à un moindre degré et d'une façon plus lente qu'avec l'acide salicylique. Enfin le 23 au matin, quinzième jour de la maladie, il se produisit une défervescence brusque et considérable. La température qui la veille au soir avait atteint

39°,4 tomba à 36,4, c'est-à-dire de 3° en 12 heures. A partir de ce jour l'apyrexie fut définitive. On supprima le salicylate de soude le 25. Nous n'attribuons pas au seul traitement la brève durée de ce cas de fièvre typhoïde, qui nous paraît plutôt un exemple de la forme abortive de la maladie.

OBSERVATION XXV.

Joseph T..., âgé de 30 ans, entre le 23 septembre 1882, à l'Hôtel-Dieu. Il présentait les symptômes ordinaires d'une fièvre typhoïde de moyenne intensité. Jusqu'au 7 octobre la température oscilla aux environs de 39°, ne dépassant jamais ce chiffre que de quelques dixièmes de degré. Le malade n'avait pas encore pris d'acide salicylique. Le 7, la température s'étant élevée le matin à 39°,8, on prescrit 5 gr. d'acide salicylique. Cette première dose fut sans influence sur la température du soir qui s'éleva à 40,2. Le 8 on porta la dose d'acide salicylique à 6 gr. La température qui

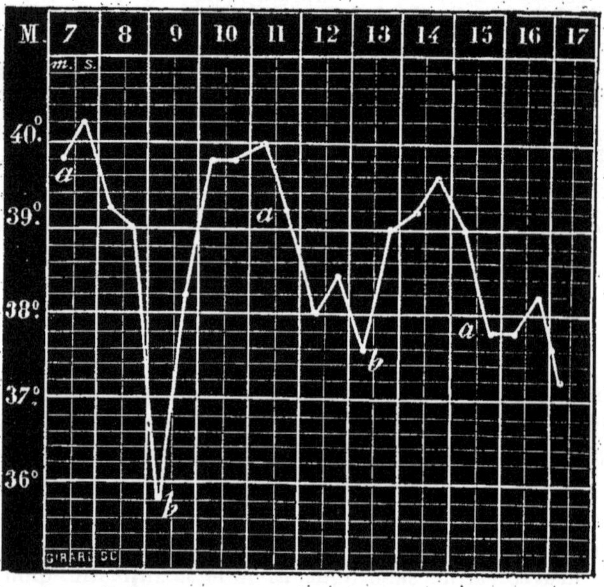

$a =$ Acide salicylique.
$b =$ Suppression de l'acide.

était le matin de 39°,4, n'était plus le soir que de 39°, et le 9 au matin, elle tombait à 36°,8. Il s'était fait ainsi en trente-six heures une chute continue de 3°,4. Le malade fut pris de sueurs abondantes, on supprima l'acide salicylique. Immédiatement une nouvelle ascension de 3°,2 se produit en quarante-huit heures, d'une manière également continue. On prescrit de nouveau l'acide salicylique à la dose de 6 gr. par jour. En trois jours la température tombe à 37°,6, le 13 octobre. On supprime l'acide salicylique, nouvelle ascension. On le rend le 15, nouvelle descente.

OBSERVATION XXVI.

Jean C..., âgé de 21 ans, entre à l'Hôtel-Dieu, le 28 septembre 1882, au septième jour d'une fièvre typhoïde assez intense. Les trois premiers jours qu'il passa à l'hôpital, la température dépassa chaque soir 40°. Les rémissions matinales n'étaient que de quelques dixièmes de degré.

Le 1er octobre on donna 4 grammes d'acide salicylique. Le médicament ne produisit pas d'effet le jour même, mais le lendemain matin la température descendait à 38,6, pour remonter du reste le soir à 40°.

Le 3. On porta la dose d'acide salicylique à 5 gr. La température du soir fut inférieure à celle du matin. Le 4 au matin elle descendit à 38,4.

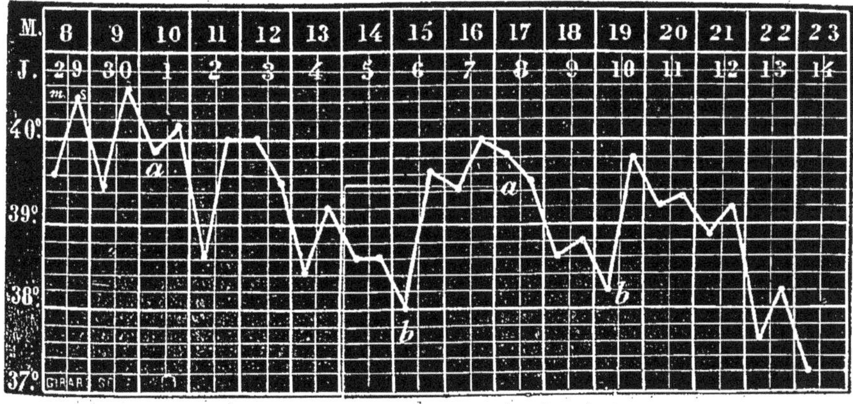

a = Acide salicylique.
b = Suppression.

Le 5. On donna 6 gr. La température du soir ne fut pas supérieure à celle du matin. Le 6 au matin elle tombait à 38°. On supprime alors le médicament. Une hausse rapide se produit. En trente-six heures, la courbe atteint de nouveau son chiffre initial de 40°.

Le lendemain de cette exacerbation fébrile, le 8 octobre, on reprend l'acide salicylique à la dose de 6 gr. Une nouvelle chute graduelle commence aussitôt, qui, le 10, atteint 38°,2. On supprime encore l'acide salicylique ; le soir même le thermomètre s'élève à 39,8.

Observation XXVII.

Lucie A..., âgée de 30 ans, entre à l'Hôtel-Dieu, le 30 septembre 1882. Elle est malade depuis six jours. Elle a eu, avant son entrée, des épistaxis et de la diarrhée. Elle présente quelques taches rosées lenticulaires sur l'abdomen, et est très abattue.

Pendant les trois premiers jours que cette malade passe à l'hôpital, la température se maintient constamment au-dessus de 40°.

Le 3 octobre. On prescrit 5 gr. d'acide salicylique. Cette unique dose suffit pour déterminer en douze heures une chute de 3°,6.

Le 4 au matin, la température était à 36°. On supprime l'acide salicylique. La température remonte aussitôt. Le 5 au soir elle atteint 39,2.

Le 6 au matin, la température était à 39,4. On redonne 5 gr. d'acide salicylique, et le lendemain 6 gr.

Le 8 au matin, la température était tombée à 36,8. On supprime de nouveau l'acide salicylique. La température se maintient encore aux environs de 37°. Mais le lendemain 8, elle remonte à 39°, et le 9 au soir elle atteint 40,6.

On redonne alors deux jours de suite l'acide salicylique à la dose de 6 gr. Nouvelle descente continue et progressive de la température, qui le 13 tombe à 37°. On supprime pour la troisième fois l'acide salicylique. La température remonte au delà de 39°, et oscille autour de ce chiffre pendant plusieurs jours. La défervescence définitive s'établit le 19 octobre, vingt-cinquième jour de la maladie.

La malade a présenté un peu d'albuminurie, mais aucun accident imputable à l'acide salicylique.

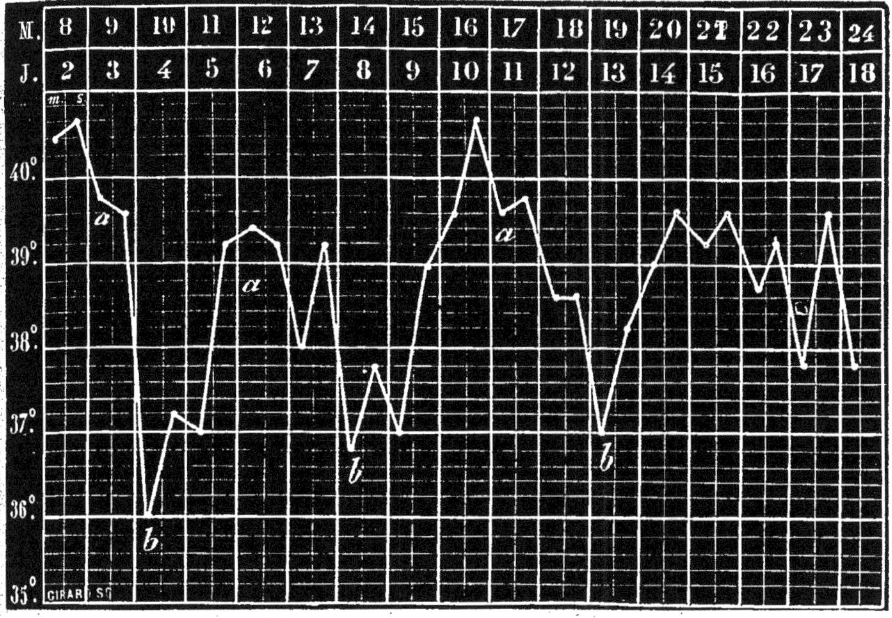

a = Acide salicylique.
b = Suppression de l'acide.

Observation XXVIII.

Jean S..., âgé de 18 ans, entre à l'Hôtel-Dieu le 30 septembre 1882. Il est au septième jour d'une fièvre typhoïde, qui s'est montrée assez légère. Il prit de l'acide salicylique successivement aux doses de 4, 5, 6 et 7 gr. L'action antithermique du médicament n'a pas été aussi prononcée qu'elle l'est souvent. Elle a cependant été évidente. En effet, tous les jours sans exception où le malade a pris de l'acide salicylique la température a présenté le type inverse; la rémission a eu lieu le soir, et non le matin. Et l'on ne peut attribuer à une coïncidence fortuite cette anomalie dans la marche de la fièvre; car le jour même où l'on supprima l'acide salicylique il se fit une exacerbation vespérale.

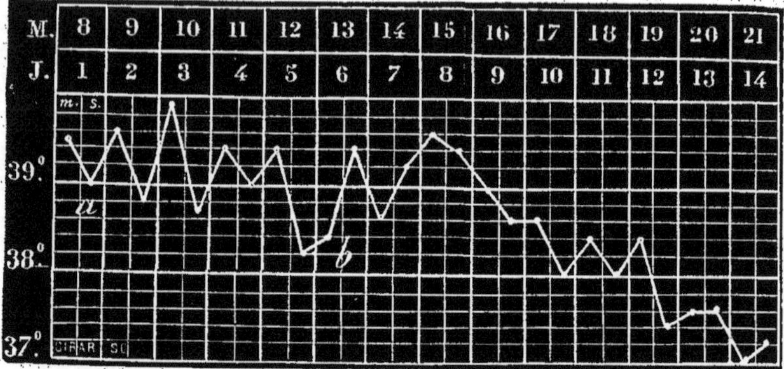

a = Acide salicylique.
b = Suppression de l'acide.

OBSERVATION XXIX.

Léon R..., âgé de 22 ans, entre le 7 octobre 1882 à l'Hôtel-Dieu. Il est au septième jour d'une fièvre typhoïde. La température se maintient le 8, matin et soir, à 40°.

Le 9. On donne 6 gr. d'acide salicylique. Une descente continue commence alors, qui, en 48 heures, atteint 37,4, le 11 au matin. On supprime alors l'acide salicylique. Le lendemain matin, 12 octobre, le thermomètre marquait 40°; en 24 heures la température avait regagné son niveau primitif.

On rend alors l'acide salicylique : nouvelle chute continue de la température qui en 48 heures, comme la première fois, tombe à 37,4, le 14 au matin. Le soir il y eut une légère exacerbation, puis

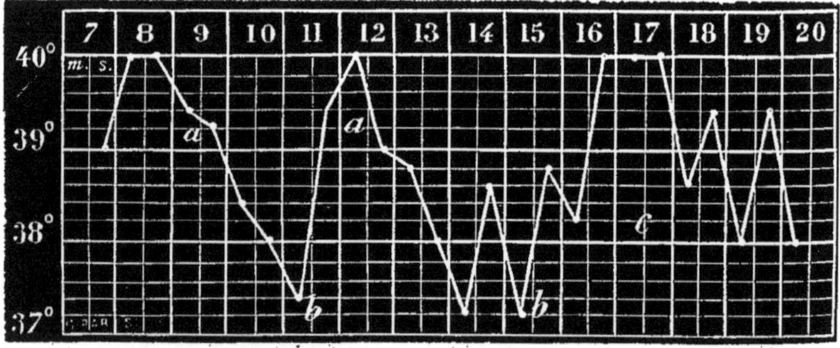

a = Acide salicylique.
b = Suppression de l'acide.
c = Salicylate de soude.

le lendemain matin 15 octobre, la température tombe à 37,2. On supprime de nouveau l'acide salicylique : la température remonte encore à 40°. On essaie alors la salicylate de soude, à la dose de 4, puis de 6 gr. Il se produisit un abaissement thermique, mais moindre qu'avec l'acide salicylique.

OBSERVATION XXX.

Alfred B..., âgé de 24 ans, entre à l'Hôtel-Dieu, le 15 octobre 1882. Il est alité depuis sept jours.

16 octobre. Ventre ballonné ; douleur à la pression dans la fosse iliaque droite ; rate un peu grosse ; taches rosées lenticulaires sur l'abdomen ; râles sibilants ; légère dyspnée ; albuminurie abondante. Rétention d'urine. Pouls 90.

T. A., matin, 39,2 ; soir, 38,8.

Le 17. L'albuminurie a augmenté. On prescrit 1 gr. 50 de sulfate de quinine.

T. A., matin, 38,5 ; soir, 40,1.

Le 18. Le malade se plaint de tousser. Diarrhée abondante. Pouls 100. On continue le sulfate de quinine.

T. A., matin, 39,4 ; soir, 40,4.

Le 19. Le malade se trouve mieux, La diarrhée a diminué. L'urine contient toujours de l'albumine. On prescrit 4 gr. de salicylate de soude.

T. A., matin, 40° ; soir, 40,2.

Le 20. Ventre ballonné ; bronchite. On continue le salicylate de soude.

T. A., matin, 38,6 ; soir, 39°.

Le 21. Râles de congestion à droite en arrière. Le malade est très abattu. Le ventre est toujours ballonné. On porte la dose de salicylate de soude à 6 gr.

T. A., matin, 39,2 ; soir, 39,4.

Le 22. Le malade va mieux.

T. A., matin, 39° ; soir, 39,8.

Le 23. Le malade a un peu de dyspnée ; toujours de l'albuminurie. On prescrit à la place du salicylate de soude 6 gr. d'acide salicylique.

T. A., matin, 39,7 ; soir, 39,6,

Le 24. Le malade a la voix cassée. Sa langue est sèche, rouge, dépouillée. On entend des râles sous-crépitants à la base droite. Acide salicylique 6 gr.

T. A., matin. 37,6 ; soir, 36,8.

Le 25. Le malade est somnolent; il dort presque continuellement. Acide salicylique 6 gr. Pouls 96.

T. A., matin, 36,4 ; soir, 36,4.

Le 26. L'état du malade est toujours le même. On supprim l'acide salicylique. Pouls 108.

T. A., matin, 36,6 ; soir, 37,8.

Le 27. Le malade va un peu mieux. Pouls 104.

T. A., matin, 37,4 ; soir, 39,4.

Le 28. L'amélioration continue.

T. A., matin, 37° ; soir, 36,4.

A partir de ce jour, vingtième de la maladie, la défervescence est définitive. L'albuminurie persiste.

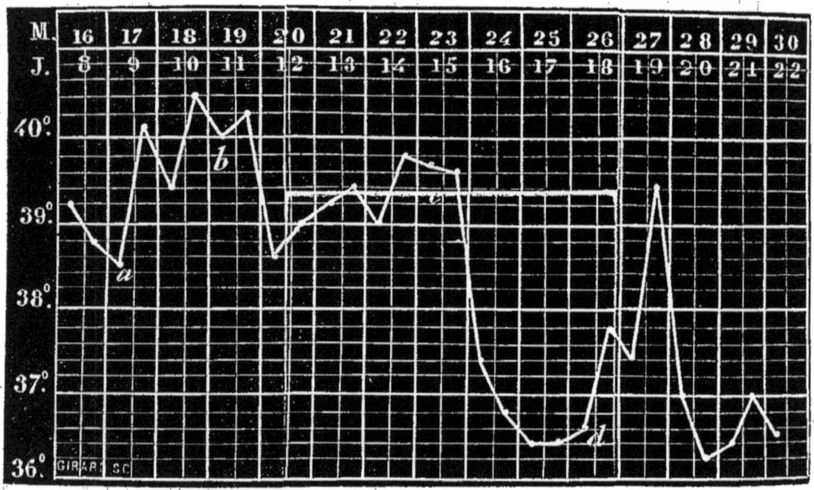

$a =$ Sulfate de quinine.
$b =$ Salicylate de soude.
$c =$ Acide salicylique.
$d =$ Suppression de l'acide.

Nous voyons dans cette observation que le sulfate de quinine donné deux jours de suite n'a pas exercé la moindre action sur la température qui oscillait aux environs de 40°. Le salicylate de soude administré à la dose de 4 gr., puis de 6 gr. pendant quatre jours, a abaissé le centre des oscillations thermiques de 40° à 39°, mais pas une seule fois n'a fait tomber la température du soir au-dessous de celle du matin. Le jour même où l'on substitua l'acide salicylique au salicylate, la température du soir ne dépassa pas celle du matin ; le lendemain elle tombait à 37°,6, et le surlendemain par une chute continue à 36°,4. On supprima le médicament, la température remonta en deux jours de 3°. L'acide salicylique n'a pas eu d'influence sur le pouls. Le chiffre des pulsations a été de 96 avec une température de 36°,4, de 108 avec une température de 36°6.

OBSERVATION XXXI.

Eugène S..., âgé de 39 ans, entre à l'Hôtel Dieu le 20 octobre 1882. Le début des accidents remonte à douze ou treize jours.

Le 21. Le malade présente les symptômes ordinaires de la fièvre typhoïde : taches, tuméfaction de la rate, douleur à la pression de la fosse iliaque droite, etc. Il est en proie à un délire violent. On est obligé de l'attacher pour l'empêcher de sortir de son lit. Pouls 138. On prescrit 6 gr. d'acide salicylique.

T. A., matin, 40,5 ; soir, 37,8.

Le 22. Le malade est abattu, couvert de sueurs profuses. Il a été encore très agité la nuit dernière. Pouls 120. On supprime l'acide salicylique.

T. A., ma.in, 35,8 ; soir, 37,2.

Le 23. Le délire continue ; peu de diarrhée. Le malade a le facies cholériforme. Pouls 124. On prescrit de nouveau l'acide salicylique, mais à la dose de 4 gr. seulement.

<table>
<tr><td>Rabeau.</td><td>8</td></tr>
</table>

T. A., matin, 38,4 ; soir, 38,2.

Le 24. Le malade va un peu mieux. Pouls 138.

T. A., matin, 37º ; soir, 37,4.

Le 25. La journée d'hier a été bonne ; le malade répond mieux aux questions qu'on lui adresse. Il est très sourd ; mais cette surdité est antérieure à la maladie. Pouls 120. Respirations 44. On supprime l'acide salicylique que l'on remplace par 1 gr. 50 de sulfate de quinine.

T. A., matin, 38º ; soir, 38,2.

Le 26. Agitation très grande pendant la journée et la nuit. La respiration est toujours très fréquente. Pouls 104. On fait appliquer des ventouses sèches sur la colonne vertébrale.

T. A., matin, 37,8 ; soir, 38,8.

Le 27. L'amélioration s'accentue. Le malade est plus tranquille. Rien d'anormal dans les poumons. Pas d'albuminurie.

T. A., matin, 38º ; soir, 38,2.

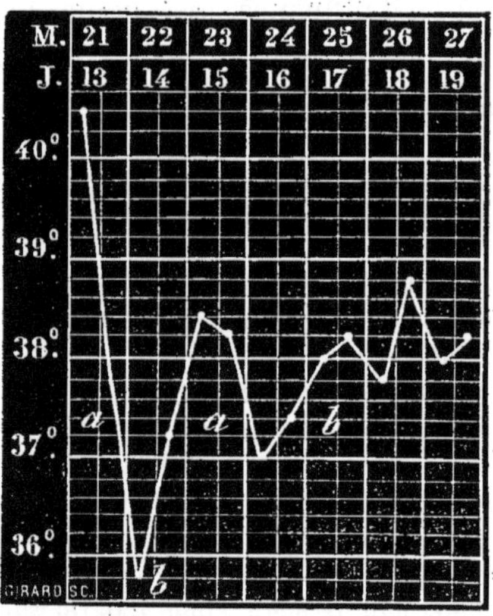

a = Acide salicylique.
b = Suppression de l'acide.

Dans cette observation l'action antithermique de l'acide salicylique s'est manifestée avec une énergie exceptionnelle. En effet, 6 grammes du médicament ont suffi pour faire tomber la température de 40°,5 à 35°,8, c'est-à-dire pour amener une chute continue de 4°,7, en vingt-quatre heures. L'action sur le pouls a été nulle ; alors que la température était tombée au chiffre insolite de 35°,8, le pouls battait 120 fois par minute. La suppression de l'acide salicylique permit à la température de remonter au-dessus de 38° ; une nouvelle dose de 4 gr. d'acide salicylique la fit descendre à 37°. L'hypothermie excessive, presque effrayante, déterminée par l'acide salicylique n'a eu aucune conséquence fâcheuse. Le délire qui était intense avant l'institution de la médication n'a pas été exagéré par elle. La maladie a suivi son cours normal sans complication.

OBSERVATION XXXII.

Octavie N..., âgée de 24 ans, entre à l'Hôtel-Dieu le 21 octobre 1882. Elle est malade depuis dix jours environ.

Le 22 octobre. La malade a eu chez elle des épistaxis. Elle éprouve des douleurs dans le cou et à la partie postérieure de la tête ; elle présente un certain degré d'hyperesthésie musculaire dans les membres inférieurs. Langue rôtie ; ventre ballonné ; rate grosse et douloureuse ; constipation. Rien dans la poitrine. Les yeux sont injectés. Pouls 120. On prescrit un verre d'eau de Sedlitz et 6 gr. d'acide salicylique.

T. A., matin, 39,8 ; soir, 39,8.

Le 23. La malade est très oppressée depuis hier au soir ; elle a expectoré quelques crachats striés de sang ; râles sibilants dans la poitrine. Douleur au niveau de la rate. Pouls 114.

T. A., matin, 38,8 ; soir, 39,6.

Le 24. Hyperesthésie cutanée des cuisses avec engourdissement et douleur dans les masses musculaires ; sensation subjective de froid. L'oppression persiste. Constipation ; quelques taches rosées sur le ventre. On continue l'acide salicylique. Pouls 96.

T. A., matin, 37,6 ; soir, 37°.

Le 25. Râles ronflants et sibilants. Insomnie. On continue l'acide salicylique.

T. A., matin, 37,8 ; soir, 37°.

Le 26. La parole est entrecoupée et pénible. Le ventre est très douloureux. Albumine. On prescrit 5 gr. seulement d'acide salicylique.

T. A., matin, 38° ; soir, 37°.

Le 27. La malade a eu hier une épistaxis très abondante qui a nécessité le tamponnement. La dyspnée est intense. Pouls 110. On supprime l'acide salicylique. On prescrit une potion de Todd avec 4 gr. d'extrait de quinquina.

T. A., matin, 38,2 ; soir, 38,6.

L2 e8. La malade a été prise ce matin à cinq heures d'un accès de dyspnée intense avec tirage. L'interne de garde diagnostiqua un œdème de la glotte et pratiqua la trachéotomie. Mais peu d'instants après, une hémorrhagie abondante eut lieu par l'ouverture de la trachée. Une injection d'ergotine l'arrêta momentanément. Mais elle ne tarda pas à se renouveler, et emporta la malade.

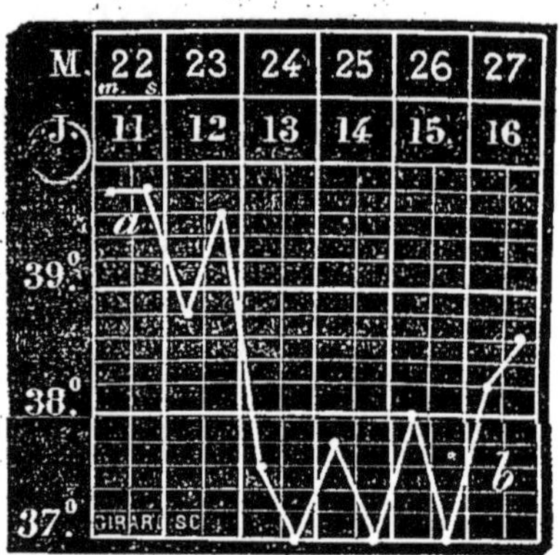

a = Acide salicylique.
b = Suppression de l'acide.

L'autopsie est pratiquée trente-six heures après la mort. Dans la partie terminale de l'iléon on trouve de nombreuses plaques de Peyer uméfiées ; quelques-unes présentent des ulcérations bourbillonneuses. Les plaques de la partie supérieure de l'intestin sont saines.

Du côté de l'appareil respiratoire on constate tout d'abord une infiltration œdémateuse très prononcée de l'épiglotte et des replis aryténo-épiglottiques. En incisant par la face postérieure le larynx, la trachée et les bronches, on constate dans leur intérieur l'existence de sang coagulé. Les caillots commencent au niveau de la plaie trachéale, qui est du reste absolument régulière, et se continuent jusque dans les plus petites bronches où cependant le sang devient fluide. Les poumons ne sont pas congestionnés, ils présentent seulement quelques ecchymoses superficielles dues sans doute aux phénomènes asphyxiques. Il n'y a pas d'altération appréciable ni du cœur, ni des gros vaisseaux. Le foie est flasque, mou, gros, et la coupe présente en certains points un aspect granuleux. Les reins sont mous et augmentés de volume; la substance corticale paraît avoir subi une dégénérescence granuleuse.

Dans cette observation, l'influence de l'acide salicylique sur la température a été aussi marquée que son influence sur la marche de la maladie a été nulle. En deux jours, en effet, la température s'est abaissée au chiffre normal; elle s'y est maintenue jusqu'à la veille de la mort. Sauf les deux premiers jours, la température du soir a été inférieure à celle du matin. Malgré la suppression de la chaleur fébrile, l'état général de la malade ne s'est point amélioré. A vrai dire, cet état général, caractérisé notamment par un symptôme nerveux assez insolite, l'hyperesthésie des muscles et de la peau, était grave dès le jour de l'entrée. La dyspnée, que la malade a présentée constamment à un degré assez intense, ne saurait être attribuée à l'acide salicylique; car elle existait déjà le jour où l'on institua la médication. Elle nous paraît avoir été surtout d'origine nerveuse, et imputable à l'intensité du processus typhique. L'œdème de la glotte, indépendant de toute ulcération laryngée, est une complication rare de la fièvre typhoïde; divers auteurs et, notamment Murchison, l'ont signalée. Enfin nous inclinons à penser que l'hémorrhagie qui s'est produite immédiatement après la trachéotomie et qui ne peut avoir eu d'autres source que la plaie opératoire, doit être attribuée à l'altération que le sang subit toujours dans les maladies infectieuses. La malade est morte asphyxiée par le sang qui a obstrué les bronches.

L'acide salicylique répond-il à l'indication causale de la fièvre typhoïde? Les faits que nous venons d'exposer semblent démontrer la négative. En effet, nous n'avons vu dans aucun cas l'acide salicylique arrêter l'évolution de la maladie. Il s'est montré impuissant à en abréger la durée; la défervescence définitive s'est établie, comme elle le fait d'ordinaire, du vingtième au vingt-cinquième jour. Le médicament n'a pas toujours empêché certaines complications de se produire; son emploi même longtemps continué n'a pas toujours prévenu les rechutes.

Nous devons faire observer que nos expériences ont été instituées dans des conditions assez peu favorables. C'est au plus tôt à la fin du premier septénaire de la fièvre typhoïde, que les malades viennent à l'hôpital; souvent même c'est à une période plus avancée encore; déjà toutes ou presque toutes les manifestations de la maladie sont apparues : fièvre, troubles gastro-intestinaux, bronchite, céphalalgie, vertiges, tuméfaction de la rate, albuminurie; en un mot, tous les appareils sont touchés ; l'économie, profondément débilitée, est tout entière en proie à l'infection. Dans de telles conditions, la lutte entre l'agent médicamenteux et l'agent morbide est forcément inégale, et l'unique but du médecin doit être de réfréner les principales manifestations de la maladie, celles qui menacent le plus directement les jours du malade.

Quel serait le résultat si l'acide salicylique était donné dès le début, dès la première apparition de ces symptômes initiaux que l'on qualifiait autrefois à tort de prodromes? Nous ne le savons pas. Mais il est permis de croire que les effets de la médication salicylée seraient bien plus prononcés que dans les conditions où on l'applique d'ordinaire. Nous savons que la moyenne de la mortalité des fièvres typhoïdes traitées par la méthode de Brand diffère notablement selon que le traitement a été institué avant ou après le cinquième jour de la maladie. Il est probable qu'une différence du même genre se réaliserait pour l'acide salicylique.

Quoi qu'il en soit, si l'acide salicylique, en ce qui concerne l'indication causale, partage la commune impuissance de tous les moyens préconisés jusqu'ici comme agents curatifs dans la fièvre typhoïde, du moins il satisfait d'une manière éminente à celle des indications symptomatiques qui, dans cette pyrexie, prime toutes les autres : il exerce sur la température une action dépressive supérieure à celle de tous les autres moyens proposés comme antipyrétiques.

Nous n'insisterons pas sur la haute importance de cette indication. Tous les pathologistes sont d'accord pour admettre que la fièvre est au premier rang des symptômes qui sollicitent une intervention active; par son intensité et par sa continuité, elle constitue l'un des dangers les plus graves de l'infection typhoïde. La consomption, l'usure de la substance nerveuse, la dégénérescence des muscles, y compris le myocarde, sont directement imputables à une calorification excessive et prolongée. La plupart des cas de mort dans les maladies fébriles aiguës, et spécialement dans la fièvre typhoïde, sont la conséquence directe ou indirecte de l'hyperthermie.

Or, dans la grande majorité des cas, l'acide salicylique, donné à doses suffisantes et suivant la méthode que nous avons indiquée au commencement de ce chapitre, exerce une influence antipyrétique des plus remarquables. Les exacerbations vespérales sont supprimées. La température du soir tombe au-dessous de celle du matin, et la température du lendemain matin s'abaisse encore au-dessous de celle de la veille au soir. Il se produit ainsi dans la courbe thermométrique une ligne de descente continue, qui en 24, 36 ou 48 heures ramène la température au degré normal ou même à un degré inférieur. Dans un cas, exceptionnel, il est vrai, nous avons vu se produire, en 24 heures, une chute de 4°,6. Il est fréquent de noter des chutes de 2° à 3°. Or, jamais dans une fièvre typhoïde, abandonnée à son libre cours, on n'observe, sauf le cas d'hémorrhagies, de semblables défervescences. Si l'on cesse l'emploi du médicament lorsque la température est revenue à la normale, elle se remet tout aussitôt à monter, et la réascension présente une progression continue comme avait fait la descente.

Parfois la défervescence produite par l'acide salicylique n'offre pas ce caractère de continuité à un

degré aussi marqué. La température se relève un peu
le matin ; mais elle reste encore relativement basse et
ne présente plus que de faibles oscillations du matin
au soir et du soir au matin.

Dans certains cas, surtout si l'on emploie des doses
trop faibles, l'influence antithermique du médicament
est beaucoup moins accentuée. Son action se borne
alors à abaisser au bout de quelques jours le centre des
oscillations thermiques.

Dans des cas rares, la température présente à l'action
de l'acide salicylique une résistance insurmontable.
Cette résistance est ordinairement, mais non toujours
comme on l'a prétendu, le présage d'une issue fatale.
Il est certains cas qui se sont terminés par la mort, et
dans lesquels la température a parfaitement cédé, au
moins dans le début, à l'action du médicament. D'autre
part, l'acide salicylique est resté sans effet dans certains
cas qui ont évolué favorablement.

Mais l'acide salicylique n'abaisse pas seulement la
température, il détermine aussi dans la plupart des
cas, une modification favorable de l'état général. Les
rémissions thermiques qu'il produit ont, en effet, pour
accompagnement presque constant la diminution de la
stupeur et de l'hébétude, l'atténuation de la plupart des
symptômes qui constituent l'état typhique proprement
dit : l'intelligence se réveille, l'appétit renaît, le sommeil devient plus calme, le malade accuse hautement
le mieux-être qu'il éprouve.

Quel est le mécanisme de l'action antipyrétique de
l'acide salicylique ? Nous ne nous arrêterons pas longtemps à discuter ce problème obscur et délicat.

Nous n'avons pas de solution nouvelle à proposer, et les diverses explications qui ont été données jusqu'à ce jour ne sont que des hypothèses plus ou moins plausibles.

L'acide salicylique détermine une sécrétion sudorale abondante. L'abaissement de la température ne serait-il pas dû à l'évaporation des sueurs ainsi produites? M. Van Oye fait jouer à ce mode de réfrigération directe un rôle considérable dans l'explication qu'il a proposée des effets antithermiques du phénol. Nous ne saurions partager cette opinion. En effet, ni la quantité habituelle, ni surtout la durée de la diaphorèse ne nous paraissent en rapport avec le degré et la persistance de l'hypothermie. De plus, divers observateurs, Riess entre autres, ont vu l'acide salicylique faire baisser la température, la peau restant sèche. Dans une de nos observations où l'acide salicylique exerça sur la température une action dépressive des plus nettes, l'absence de toute sueur a été notée. M. Raymond en injectant sous la peau d'un typhique soumis à l'usage du phénate de soude 1/4 de milligramme de duboisine a brusquement supprimé les sueurs, et l'affaissement thermique ne s'en est pas moins produit. Enfin l'action diaphorétique peut exister à un haut degré sans être associée à l'action antipyrétique. Le jaborandi, qui est certainement le plus actif de tous les sudorifiques, n'abaisse la température que très peu. M. Van Oye lui-même a fait plusieurs fois à des fébricitants des injections sous-cutanées de 0 gr. 02 de nitrate de pilocarpine sans obtenir jamais de dépression thermique supérieure à 0°,6. Concluons donc que la réfrigération causée par

l'évaporation des sueurs ne peut avoir qu'une part minime et tout accessoire dans les effets antipyrétiques de
l'acide salicylique.

Kœhler a attribué l'abaissement de la température
produit par l'acide salicylique à son action sur la circulation. D'après cet expérimentateur, des injections intra-
veineuses d'acide salicylique ou de salicylate de soude
en solution concentrée détermineraient un abaissement
de la pression sanguine avec ralentissement du pouls.
Mais l'acide salicylique, à doses thérapeutiques, paraît
n'exercer sur la circulation qu'une action peu intense.
Les expériences de M. Blanchier ont montré que le
salicylate de soude, loin d'abaisser la tension sanguine, l'élève; il ne produit le ralentissement du pouls
qu'à des doses énormes. Nous avons remarqué, avec la
plupart des observateurs, que très souvent le pouls
restait accéléré malgré la diminution de la chaleur.
Enfin, d'une manière générale, l'hypothèse qui prétend
expliquer l'action antipyrétique par une influence
sur le système nerveux et sur le système circulatoire
est manifestement insuffisante. L'acide salicylique,
comme la quinine, n'a qu'une action dépressive insignifiante ou même nulle sur la température des non-
fébricitants. Ne voit-on pas du reste un même agent antipyrétique exercer une action très différente selon la fièvre
dans laquelle on l'emploie? La quinine, par exemple, qui
exerce une action si puissante sur les fièvres palustres,
n'a qu'une influence déjà bien moindre sur la fièvre de
l'infection typhoïde, et qu'une influence incertaine ou
même nulle sur la fièvre septicémique et sur la fièvre
récurrente. Son action sur les parties des centres ner-

veux qui président à la régulation thermique doit cependant être la même dans tous les cas. On est donc obligé d'admettre que les troubles circulatoires n'ont qu'une part médiocre dans le mécanisme des processus fébriles, et que c'est en s'adressant à un autre élément que les médicaments antipyrétiques peuvent restreindre la production de la chaleur morbide.

L'acide salicylique agit-il directement sur l'agent infectieux de la fièvre typhoïde ? Cette idée, qui au premier abord est la plus vraisemblable, s'appuie sur les considérations suivantes. L'action antipyrétique semble associée dans la plupart des médicaments qui la possèdent à l'action antiseptique. Presque toutes les substances usitées comme fébrifuges sont douées de propriétés antiseptiques et antifermentescibles remarquables ; citons la quinine, le phénol, le thymol, l'eucalyptol, l'alcool, le camphre. L'acide salicylique ne fait pas exception à cette règle, et ce sont ses propriétés antiseptiques qui ont suggéré la première idée de l'essayer dans les maladies fébriles. D'après Fokker, les acides métaoxybenzoïque et paraoxybenzoïque, qui, bien qu'isomères de l'acide salicylique, ne sont pas antiseptiques, manquent également de toute valeur comme fébrifuges. Fürbringer, dans onze cas de fièvre septique déterminée chez des animaux par l'injection sous-cutanée de substances putrides ou de pus, a vu l'emploi de l'acide salicylique amener un abaissement notable de la température, tandis que le même agent est resté sans effet dans trois cas de fièvre inflammatoire déterminée par des frictions d'huile de croton.

On a fait à cette manière de voir une grave objection. L'acide salicylique, a-t-on dit, n'existe pas dans le sang à l'état libre, mais bien sous forme de combinaison avec la soude. En effet, l'éther agité avec du sang d'animaux soumis à l'usage de l'acide salicylique, puis séparé et traité par le perchlorure de fer, ne présente pas la réaction caractéristique. Cette réaction devrait se produire, s'il y avait dans le sang la plus faible quantité d'acide salicylique; car cet acide est soluble dans l'éther; le salicylate de soude, au contraire, ne l'est point. Or, malgré les assertions de Bucholtz qui prétend que le salicylate de soude a des propriétés antizymotiques, inférieures sans doute et de beaucoup à celles de l'acide salicylique, mais supérieures encore à celle du phénol, la plupart des observateurs, et Kolbe entre autres, refusent au salicylate de soude toute action sur les agents des fermentations, ou ne lui en reconnaissent qu'une très minime.

Binz a répondu à cette objection. Il soutient que l'acide carbonique du sang possède la propriété de dégager l'acide salicylique des combinaisons que celui-ci forme avec la soude. Ces combinaisons, en effet, sont éminemment instables et il suffit pour les défaire d'un peu d'acide carbonique en excès. Or, Ewald a montré que la tension de l'acide carbonique dans les tissus enflammés devient triple de ce qu'elle est à l'état normal. Koehler a trouvé de l'acide salicylique séparable par l'éther dans le sang d'animaux asphyxiés qui avaient été soumis à l'usage de cet agent. Ajoutons que divers auteurs, Zuntz entre autres, considèrent la présence d'acides libres dans le sang de tous les animaux vivants comme un fait incontestable. Il y a des acides libres dans beaucoup de tissus ; la substance grise des centres nerveux, notamment, présente une réaction acide. Enfin Binz a vu, dans un liquide alcalin facilement putréfiable et imprégné d'une quantité d'acide carbonique égale à celle que contiennent les tissus enflammés de l'homme, le salicylate de soude exercer une action antifermentescible énergique.

On peut donc admettre qu'il existe dans le sang une certaine quantité d'acide salicylique à l'état libre. D'après Nothnagel et Rossbach, nous devons nous représenter les sels du sang, non pas comme des combinaisons absolument stables, mais comme ayant leurs atomes dans un état de continuelle mobilité ; l'acide carbonique en excès pourrait donc enlever continuellement au salicylate quelques atomes de sa base et former ainsi un carbonate, mais, immédiatement après, le carbonate se transformerait de nouveau en salicylate, de sorte que les réactifs ne pourraient pas déceler les quelques molécules d'acide salicylique restées libres un instant.

Mais peut-il y avoir jamais à un moment donné dans le sang et dans les tissus extra-vasculaires, une quantité d'acide salicylique suffisante pour détruire ou seulement paralyser les ferments morbides ? Beaucoup d'auteurs ne le croient pas. Il semble, en effet, vu la rapidité avec laquelle s'opère l'élimination de l'acide salicylique par les reins, que le médicament ne puisse jamais se trouver dans le sang et dans les liquides interstitiels qu'en quantité infinitésimale, et qu'à cette dose son action antiseptique doive être nulle ou à peu près. Cependant, il faut bien le dire, cette assertion est

dénuée de preuves. Nous savons que certains antiseptiques dans un état de dilution extrême agissent
encore énergiquement. Binz a montré que l'addition
d'une solution neutre de quinine au vingt-millième
suffit pour tuer en quelques heures les habitants micros-
copiques d'une infusion végétale.

On a prétendu, contrairement aux expériences de
Fürbringer que nous avons citées plus haut, que l'acide
salicylique faisait baisser la température, non seulement dans les fièvres infectieuses, mais encore dans
les fièvres inflammatoires. On en a conclu que ce n'é-
tait pas sur l'élément infectieux qu'il devait agir.
M. Vulpian a vu l'acide salicylique administré à des
malades atteints de phthisie pulmonaire à marche lente
exercer une influence antipyrétique incontestable. Il a
ramené chez plusieurs de ces malades la température
axillaire à un degré très voisin du degré normal; parfois même cette température descendait au-dessous de
37°. M. Vulpian rapporte également l'observation d'une
malade atteinte de broncho-pneumonie, et chez laquelle
le salicylate de bismuth abaissa la température d'une
manière très nette. Nous avouons que ce dernier fait
ne nous paraît pas très probant; la broncho-pneumonie
en question nous semble bien, en effet, avoir été d'origine infectieuse. Nous ferions aussi des réserves en ce
qui concerne la fièvre des phthisiques, qu'il nous
paraît difficile de considérer comme purement inflammatoire.

Quoi qu'il en soit, si les objections dirigées contre
l'hypothèse qui rattache l'action antipyrétique de l'a-
cide salicylique à ses propriétés antiseptiques ne nous

semblent pas être aussi fortes que beaucoup le croient, cependant nous n'oserions pas affirmer que l'acide salicylique agit directement sur les éléments infectieux pour les neutraliser et que cette hypothèse suffit pour expliquer toute son action.

M. Vulpian a proposé pour expliquer les effets du salicylate de soude dans le rhumatisme articulaire aigu une hypothèse qui peut s'appliquer également à l'interprétation des effets de l'acide salicylique dans la fièvre typhoïde. Il suppose que le salicylate de soude, porté par le sang dans tous les tissus, agit d'une façon toute spéciale sur les éléments anatomiques des tissus articulaires. La substance organisée et vivante de ces éléments est modifiée par le salicylate, de telle sorte que l'irritation qui caractérise l'arthrite rhumatismale n'y peut naître, et que, si elle y existe déjà, non seulement son évolution est arrêtée, mais encore elle y disparaît avec rapidité. Pour se rendre compte des effets antipyrétiques de l'acide salicylique, on peut admettre que cette substance imprime une modification spéciale aux éléments anatomiques dont l'altération cause l'élévation de la température.

Cette interprétation de l'action antithermique de l'acide salicylique est rendue assez vraisemblable par les recherches de Binz sur la quinine. Il a montré que la quinine agit directement sur le protoplasme cellulaire sans l'intermédiaire du système nerveux. Sous l'influence de cet alcaloïde, l'oxygène se fixe d'une manière plus intime à l'hémoglobine et ne peut par conséquent s'en dégager que plus difficilement. Les leucocytes perdent leurs mouvements amiboïdes, se paralysent sous l'influence de quantités même très petites d'une solution neutre de quinine. L'action principale de cette substance s'exercerait ainsi sur l'albumine cellulaire, et l'abaissement de la température qu'elle détermine pourrait être attribué à son action ralentissante sur les processus d'oxydation.

Ces considérations sur la quinine nous semblent en grande partie applicables a l'acide salicylique: car les effets de la quinine sur les processus de fermentation et de putréfaction, son action sur l'organisme sain ou malade ressemblent tellement à ceux des composés aromatiques et de l'acide salicylique en particulier, que Nothnagel et Rossbach n'hésitent pas à penser que la quinine renferme un noyau de benzol (C^6H^6).

En résumé il nous semble que les propriétés antipyrétiques de l'acide salicylique peuvent s'expliquer par une double action sur les ferments organisés et sur le protoplasme cellulaire.

Nous avons vu les effets de l'acide salicylique sur la calorification fébrile; étudions à présent l'influence qu'il exerce sur les diverses fonctions.

L'action de l'acide salicylique sur la circulation ne nous paraît pas encore avoir été déterminée avec certitude. Kœhler dit avoir obtenu dans ses expériences sur les animaux un abaissement de la pression avec ralentissement du pouls. D'après M. Blanchier, la production de ces effets exige l'emploi de doses toxiques, de 4 à 5 grammes chez les chiens. Les nombreux médecins qui ont employé l'acide salicylique ou le salicylate de soude dans la fièvre typhoïde, sont divisés sur cette question. Il en est qui admettent une action modéra-

trice sur le pouls, mais la plupart disent n'en avoir
point constatée. Pour nous, bien que dans la plupart de
nos observations on ait malheureusement omis de re-
lever les variations du pouls, nous penchons à croire
que l'action de l'acide salicylique sur le pouls est nulle
ou insignifiante. Nous avons vu, en effet, dans un cas le
pouls battre 120 fois par minute avec une température
de 35,8, 104 fois avec une température de 37,7, 138 fois
avec une température de 37°. Dans un autre cas nous
avons noté 96 pulsations avec une température de 36,4,
108 avec une température de 37,6.

On a accusé l'acide salicylique de provoquer des hémorrhagies, d'exagérer tout au moins dans certains cas
la tendance hémorrhagipare de la fièvre typhoïde, et
cela en déterminant une congestion de presque tous les
viscères. M. Oltramare, en effet, dit avoir constaté chez
des animaux, tués par des doses toxiques d'acide salicylique, une congestion intense de l'estomac, de l'intestin, du foie et surtout des reins.

Dans nos observations, nous avons noté cinq fois des
épistaxis et deux fois des hémorrhagies intestinales.
Deux fois l'épistaxis fut assez abondante pour nécessiter
le tamponnement. Dans deux cas elle se répéta plusieurs jours de suite. Elle n'eut jamais de suites graves.
Nous n'avons pas besoin de rappeler que l'épistaxis est
un symptôme extrêmement fréquent de la fièvre typhoïde, qu'elle peut survenir à une période quelconque
de la maladie et qu'il n'est pas rare de la voir se renouveler plusieurs fois. Il n'y a donc aucun motif vraiment
sérieux pour l'attribuer chez nos malades à l'action de
l'acide salicylique. Quant aux deux hémorrhagies intes-

tinales, l'une d'elles est survenue quatre jours après la suppression de la médication salicylée chez un malade qui n'avait pris en tout que 9 gr. 50 d'acide salicylique; ce malade guérit. L'autre hémorrhagie fut suivie de mort; elle était survenue chez un malade profondément intoxiqué, qui entra à l'hôpital à la fin du deuxième septénaire d'une fièvre typhoïde très grave, et qui succomba cinq jours après son entrée. Elle fut d'ailleurs peu abondante. Elle précèda la mort de quelques heures, mais ne paraît pas en avoir été la cause déterminante. Il nous reste un dernier cas d'hémorrhagie. C'est celle qui survint à la suite de la trachéotomie chez une femme atteinte d'œdème de la glotte. Cette hémorrhagie, d'un caractère assez exceptionnel, nous paraît imputable, ainsi que nous l'avons déjà dit, à l'altération du sang, bien plutôt qu'à une action congestionnante de l'acide salicylique.

On voit qu'aucun des cas d'hémorrhagie que nous avons notés ne peut-être sûrement attribué à l'acide salicylique; les propriétés hémorrhagipares de ce médicament nous paraissent avoir été fort exagérées. Cependant nous estimons avec M. Hallopeau, que dans le cas d'hémorrhagie abondante, il est prudent d'en suspendre l'emploi.

Quelle est l'action de l'acide salicylique sur la respiration? Suivant Feser et Friedberg, chez les animaux qui ont pris de hautes doses d'acide salicylique ou de salicylate de soude, la mort arrive par paralysie de la respiration. D'après M. Blanchier, sous l'influence du salicylate de soude, la respiration ne tarde pas à s'accélérer; elle devient rapide, précipitée, anhéleuse, et bientôt elle ne s'exécute plus qu'avec une extrême difficulté. Elle finit par s'interrompre, et les animaux meurent en présentant les convulsions ordinaires de l'asphyxie. Pour déterminer la mort, il faut des doses relativement considérables, de 10 à 15 gr. chez le chien.

Divers cliniciens ont vu la dyspnée survenir ou s'aggraver chez des malades soumis à l'usage de l'acide salicylique ou du salicylate de soude. M. Hallopeau l'a vue coïncider plusieurs fois, mais non constamment, avec les signes d'une congestion pulmonaire plus ou moins prononcée. Kœhler l'attribue, sans preuves, à la diminution de l'excitabilité des filets pulmonaires du pneumo-gastrique. M. Blanchier l'explique par une action du médicament sur le bulbe, qui serait d'abord excité, puis paralysé. M. Hallopeau pense qu'elle pourrait bien être d'origine hématique. En effet, Chirone affirme que le salicylate de soude altère l'hémoglobine, et nous avons vu plus haut que, d'après M. Vulpian, l'hypothèse qui explique de la manière la plus satisfaisante les effets de ce médicament, est celle qui lui attribue une action paralysante sur l'activité des éléments anatomiques.

Nous trouvons la dyspnée notée dans sept de nos observations; deux fois elle s'est accompagnée de congestion pulmonaire. Dans plusieurs de ces cas la dyspnée existait déjà avant l'institution de la médication salicylée, et ne pouvait par conséquent lui être attribuée. Dans d'autres cas elle est survenue en même temps que l'acide salicylique produisait le maximum de ses effets antithermiques ; il est par suite bien difficile de l'attribuer dans ces cas à une simple coïncidence. Dans aucun cas elle n'a eu de suites graves, Elle se dissipe dès qu'on cesse la médication ; peut-être même suffi- rait-il de diminuer la dose. Un de nos malades a suc- combé à une pneumonie hypostatique double. Mais il n'y a aucun motif pour imputer cet accident à l'acide sali- cylique. En résumé, il nous paraît incontestable que l'acide salicylique peut déterminer dans quelques cas un certain degré de dyspnée, liée parfois, mais non tou- jours, à la congestion pulmonaire. Lorsque cette dyspnée acquiert une certaine intensité, il convient de diminuer les doses d'acide salicylique ou même de sus- pendre l'emploi du médicament.

Du côté du système nerveux, l'acide salicylique, comme le sulfate de quinine, détermine presque cons- tamment des bourdonnements, des sifflements ou des tintements d'oreilles et un certain degré de dysécie. Tous les auteurs ont signalé ces phénomènes et nous les avons notés chez presque tous nos malades. Jamais du reste ils ne présentent la moindre gravité. Ils ne constituent qu'un inconvénient passager. Jamais ils ne persistent après la suppression du médicament ; quelquefois même on les voit diminuer et disparaître malgré la conti- nuation du traitement. Nous ne connaissons aucun fait de surdité de longue durée consécutif à l'emploi de l'acide salicylique, comme on en a signalé des exemples à la suite de l'usage du sulfate de quinine. D'après les recherches récentes de Kirchner, les altérations de l'ouïe déterminées par la quinine et l'acide salicylique seraient dues à une hyperhémie du tympan et du labyrinthe ; cette

hyperhémie serait produite par des troubles vaso-
moteurs.

Jamais nous n'avons vu d'accidents cérébraux graves
éclater sous l'influence de l'acide salicylique. Dans quelques cas un peu d'agitation et de subdélire s'est produit en
même temps que le maximum de la dépression thermique.
Mais ces phénomènes de salicylisme n'ont jamais rien eu
d'inquiétant. Ils se dissipent dès qu'on interrompt le
médicament pendant vingt-quatre heures. Nous n'avons
jamais observé le délire gai, signalé par G. Sée comme se
produisant sous l'influence de l'acide salicylique. Dans
plusieurs cas l'acide salicylique a pu être administré à la
dose de 5 gr. pendant dix ou quinze jours, et même une
fois pendant dix-neuf jours, sans causer d'accident
d'aucune sorte.

Divers auteurs allemands ont signalé des faits de collapsus qu'ils attribuent à l'action de l'acide salicylique.
Dans un cas, nous avons vu le collapsus survenir subitement le second jour de la médication salicylée. Il n'y
avait pas d'hypothermie. Une injection sous-cutanée
d'éther sulfurique suffit pour faire revenir le malade à
lui. On continua le traitement par l'acide salicylique; le
collapsus ne se renouvela pas.

Les seuls troubles digestifs imputables à l'acide salicylique sont des nausées et des vomissements. Il s'en
faut de beaucoup qu'on les observe dans tous les cas,
et il est rare, lorsqu'ils se produisent au début, que la
tolérance ne s'établisse pas rapidement.

L'acide salicylique ne paraît pas influencer la diarrhée. Il ne l'augmente certainement pas. Il semblerait

plutôt parfois la diminuer. Nous trouvons, en effet, notée, dans quelques cas, une constipation opiniâtre.

L'action corrosive sur la muqueuse du tube digestif
attribuée par quelques auteurs à l'acide salicylique, les
ulcérations qu'il aurait produites dans quelques cas sur
les muqueuses du pharynx, de l'œsophage, de l'estomac
nous paraissent tenir à l'emploi d'une substance im-
pure, qui contenait sans doute de l'acide phénique ou
quelque autre produit caustique. Nous n'avons jamais,
pour notre part, observé de symptôme qui pût corres-
pondre à de semblables lésions, et nous n'avons point
constaté les lésions elles-mêmes dans les nécropsies.

L'acide salicylique s'élimine principalement par les
reins. Quelques auteurs en ont aussi retrouvé la réaction dans la salive, dans le mucus bronchique, dans
les sueurs. Nous l'avons une fois vainement cherché
dans la sueur. Feser et Friedberg, dans leurs expériences sur des chiens, ont retrouvé dans l'urine 63 pour
100 de l'acide salicylique ingéré. Les fèces n'en contenaient point. Ils en concluent que le reste doit être dé-
truit dans l'organisme. Le peu de solubilité de l'acide
salicylique nous avait fait supposer qu'une partie de
cette substance pouvait, sans être absorbée, traverser
toute la longueur de l'intestin et être rejetée avec les
matières fécales. Nous l'avons à diverses reprises cherché dans les déjections des typhiques ; nous n'y en avons
jamais trouvé la moindre trace. Il est donc probable que
dans le liquide intestinal l'acide salicylique se transforme
en salicylate alcalin soluble et peut être absorbé en
totalité sous cette forme.

Dans l'urine on retrouve de l'acide salicylurique,

du salicylate de potasse, une grande quantité de salicylate de soude et une faible proportion d'acide salicylique
libre. Suivant M. Blanchier, il est probable que cet acide
libre y prend naissance, indépendamment de l'action
glandulaire des reins, par le fait même de l'acidité de
l'urine. L'urine est, en effet, la seule sécrétion dans laquelle il ait retrouvé de l'acide salicylique libre.

Chez nos malades nous avons plusieurs fois retrouvé
dans les urines la réaction caractéristique de l'acide salicylique deux, trois et même quatre jours après la cessation du traitement.

On a prétendu que l'acide salicylique en s'éliminant
par les reins pouvait déterminer la congestion et même
l'inflammation du parenchyme de ces organes. Nous
n'osons pas le nier. Mais dans plus d'un cas nous avons
vu l'albuminurie qui existait déjà au moment de l'entrée du malade à l'hôpital, non seulement ne pas s'aggraver sous l'influence de la médication salicylée, mais
même diminuer et enfin disparaître avant la cessation
de cette médication. Même dans le cas où l'albuminurie apparaît après l'administration du médicament et
en apparence sous son influence, rien n'autorise à attribuer à l'action du médicament un phénomène morbide qui appartient en quelque sorte à la symptomatologie normale de la fièvre typhoïde, et ne saurait être
considéré comme une complication tant il est commun.
L'albuminurie ne nous paraît donc pas contre-indiquer
l'emploi de l'acide salicylique. Nous ne l'avons vue dans
aucun cas s'opposer à l'élimination du médicament, et
nous pensons par suite qu'il est chimérique de redouter

la production d'effets toxiques par accumulation de l'acide dans l'économie.

Les trois principaux moyens employés jusqu'ici pour abaisser la température dans le traitement de la fièvre typhoïde sont : l'eau froide (méthode de Brand), le sulfate de quinine (méthode de Liebermeister), et enfin le phénol surtout préconisé par M. Desplats. Il nous semble qu'aucun de ces moyens n'égale comme sûreté d'action et comme efficacité l'acide salicylique.

L'emploi de l'eau froide ne mérite pas à proprement parler la qualification de méthode antipyrétique, ce n'est qu'une méthode antithermique. En soustrayant au corps du fébricitant, une partie de la chaleur anormale qu'il possède, elle se borne à agir contre l'un des résultats, contre l'une des manifestations extérieures de la fièvre, l'élévation de la température, mais elle ne peut rien contre le processus fébrile lui-même, tandis que les moyens antipyrétiques proprement dits abaissent la température en restreignant la production même de la chaleur. La méthode hydrothérapique, imaginée par Brand, de Stettin, en 1861, consiste, comme l'on sait, à donner aux fébricitants, toutes les fois que la température atteint ou dépasse 39° dans l'aisselle ou 39,5 dans le rectum, c'est-à-dire toutes les trois heures environ, un bain froid à la température de 20° et d'une durée de quinze à vingt minutes.

Le traitement, pour produire tous ses effets, doit être institué dès le cinquième jour de la fièvre typhoïde. Cette méthode aurait donné des résultats extrêmement favorables, et sous son influence la moyenne de la mortalité des fièvres typhoïdes se serait abaissée à 7,4 pour 100.

Elle a excité en Allemagne, il y a quelques années, un véritable enthousiasme, et paraît s'être introduite, tout en subissant, il est vrai, quelques atténuations à sa rigueur primitive, dans la thérapeutique usuelle du typhus abdominal. En France, elle n'a pas eu le même succès; après quelques essais, les bains froids ont été complètement abandonnés par les uns, réservés par les autres pour des cas graves et exceptionnels d'hyperpyrexie. C'est qu'en effet l'application rigoureuse de la méthode de Brand présente de nombreuses difficultés et expose souvent à des dangers assez graves. Elle nécessite tout d'abord la présence du médecin, et le concours d'aides exercés. Il faut prendre, en effet, la température toutes les heures; de plus, immerger toutes les trois heures dans un bain froid un typhique qui parfois résiste énergiquement est une opération aussi fatigante pour le garde-malade qui l'exécute que douloureuse pour le patient qui la subit. Les résultats de cette thérapeutique violente ont été parfois désastreux. On a vu des malades mourir de syncope dans le bain. Beaucoup d'auteurs ont signalé la fréquence accrue des hémorrhagies intestinales mortelles et des complications pulmonaires, la production, non pas de simples broncho-pneumonies hypostatiques, comme on en observe communément dans le cours de la fièvre typhoïde, mais bien de véritables pneumonies lobaires *à frigore*, et même quelquefois de pleurésies. Enfin la diminution du taux de la mortalité n'a pas été constatée par tous les auteurs qui ont employé la méthode de Brand. Biermer, de Zürich, qui a traité par cette méthode plus de 300 typhiques, a eu une mortalité de 15 pour 100. Il nous semble donc que la méthode des bains froids coup sur coup, comme l'a appelée M. le professeur Peter, fait acheter trop cher les bienfaits d'une réfrigération souvent faible et toujours fugace.

Liebermeister est le premier qui ait systématisé l'emploide la quinine à titre d'antipyrétique dans le traitement de la fièvre typhoïde. Il donne le sulfate ou le chlorhydrate à la dose de 2 ou 3 grammes, qu'il fait prendre soit en une seule fois, soit en plusieurs fois dans l'espace d'une demi-heure ou d'une heure au plus. Si l'on répartit la dose totale sur un espace de temps plus long, on ne peut compter, dit-il, sur un effet antipyrétique bien accentué, vu la rapide élimination du médicament. Cette dose détermine des bourdonnements d'oreilles, de la surdité, assez souvent un état ébrieux spécial, et parfois des vomissements. D'ordinaire la température commence à décroître quelques heures après l'ingestion du médicament, elle atteint son minimum au bout de huit à douze heures, puis elle se remet à monter. Souvent la première dose suffit pour faire tomber la température à 37° ou même plus bas. D'après Liebermeister, il est plus facile d'obtenir une intermission complète de la fièvre, en donnant la quinine le soir ; de la sorte, l'effet de la quinine et la rémission normale du matin s'additionnent. En donnant la quinine dans la matinée, on peut bien atténuer l'exacerbation vespérale, mais non le supprimer. Liebermeister conseille d'administrer la quinine entre minuit et cinq heures du matin. Sous l'influence de la quinine la fréquence du pouls diminue ; mais cet effet n'est qu'indirect ; le pouls ne se ralentit que parce que et lorsque la tempé-

rature s'abaisse. Il n'y a aucun fait tendant à mon-
trer que la quinine à doses thérapeutiques puisse agir
sur le cœur directement.

Nous n'avons jamais vu dans les hôpitaux de Paris
donner la quinine à doses massives suivant la méthode
que préconise Liebermeister. Il est rare que l'on dépasse
la dose de 1 gr. à 2 gr., et presque toujours on la fractionne dans la journée. Or, il faut bien le dire, nous
croyons que les effets de la quinine ainsi administrée
sont nuls ou insignifiants. Dans l'une de nos observations, le sulfate de quinine fut administré trois jours
de suite à la dose de 1 gr., puis deux jours à celle de 2 gr.
Il n'exerça aucune influence appréciable ni sur la température du matin ni sur celle du soir. On le supprima
pour le remplacer par 3 gr. 50 d'acide salicylique, dose
relativement faible ; en quarante-huit heures la température tomba de 3°. Dans un autre cas, le sulfate de quinine donné deux jours de suite à la dose de 1 gr. 50 n'a
pas empêché la température de s'élever au-dessus de
40°. On lui substitua le salicylate de soude à la dose de
4 gr., puis de 6 gr., le centre des oscillations thermiques
s'abaissa immédiatement de 40° à 39°.

Mais il nous semble que l'action antipyrétique du sulfate de quinine, même donné suivant la méthode de Liebermeister, n'égale pas celle de l'acide salicylique. En
effet, Liebermeister ne cherche pas à supprimer les exacerbations vespérales, mais il avoue que le sulfate de
quinine est impuissant à le faire ; tandis que l'acide
salicylique, dans nombre de cas, abaisse la température
du soir au-dessous de celle du matin et produit une défervescence ininterrompue et graduelle qui ramène

promptement la température à un degré voisin de la normale. Enfin l'action de la quinine sur le pouls n'est pas plus accentuée que celle de l'acide salicylique, et les troubles cérébraux qu'elle détermine sont dans beaucoup de cas plus intenses.

Le phénol exerce sur la température une action dépressive incontestable, mais qui ne nous paraît égaler celle de l'acide salicylique, ni sous le rapport de l'intensité, ni surtout sous celui de la stabilité. Cette action est à la fois légère et fugace ; elle dure deux ou trois heures au plus et souvent, après cet abaissement momentané, il se produit une élévation plus forte qu'auparavant et précédée d'un frisson violent. Le thermomètre remonte deux ou trois fois plus vite qu'il n'est descendu. Les doses successives de phénol ne produisent pas d'effet cumulatif. Nulle part, sur les tracés que M. Van Oye a publiés dans sa thèse, on ne trouve ces rémissions vespérales souvent si accentuées que produit l'acide salicylique, et l'on cherche en vain ces lignes de descente ininterrompues qui, pour nous, caractérisent en quelque sorte l'action de ce médicament administré suivant la méthode de M. Vulpian. Enfin, si M. Desplats exonère l'acide phénique de toutes les charges élevées contre lui, son opinion sur l'innocuité de ce médicament n'est pas partagée par tous les observateurs, ainsi qu'en témoigne une récente discussion à la Société médicale des hôpitaux de Paris. D'après M. Vulpian, l'action de l'acide salicylique au point de vue de l'amélioration de l'état général l'emporte en énergie sur celle de l'acide phénique.

L'acide salicylique doit-il être préféré dans le traitement de la fièvre typhoïde au salicylate de soude ? Telle est la dernière question qu'il nous reste à examiner. Le peu de solubilité de l'acide salicylique, l'action irritative sur les muqueuses, qu'on lui attribuait, à tort selon nous, enfin les nausées et les vomissements qu'il lui arrive parfois de provoquer le firent de très bonne heure abandonner pour le salicylate de soude et tomber presque complètement en désuétude. Le sel contient 85,63 0/0 d'acide, et l'on reconnut promptement qu'il exerce aussi une action antipyrétique très marquée. Mais aucune comparaison sérieuse, méthodique n'a été instituée entre les deux médicaments, et l'on s'est peut-être un peu trop hâté de conclure à une absolue identité d'action. Trois de nos malades ont pris pendant quelques jours du salicylate de soude à la dose de 4 à 6 gr. Dans ces trois cas, l'abaissement thermique a été beaucoup moins marqué qu'avec l'acide salicylique. Il n'y a eu ni descente continue de la courbe thermométrique, ni rémissions vespérales. Il est juste de dire que les doses de salicylate de soude n'étaient pas exactement équivalentes aux doses accoutumées d'acide salicylique. Le salicylate de soude qui est très soluble est bien certainement absorbé avec plus de rapidité que l'acide salicylique, il semblerait d'après cela qu'il doit être plus actif ; cependant, il est fort douteux, suivant M. Vulpian, qu'il en soit ainsi. La lenteur, plus grande de l'absorption de l'acide salicylique, en faisant obstacle dans une certaine mesure à la production du salicylisme, permet peut-être de faire pénétrer sans danger dans l'organisme une plus grande quantité de cet agent et de maintenir l'économie d'une façon plus

continue sous l'influence médicamenteuse ; l'on pourrait peut-être expliquer ainsi la supériorité des effets
de l'acide salicylique, si cette supériorité, par rapport
au salicylate de soude, était bien démontrée.

En résumé, nous dirons avec M. le professeur Vulpian que, « sans constituer un agent véritablement curatif, l'acide salicylique, prescrit à doses suffisantes, peut
être considéré comme exerçant une action modératrice
assez puissante sur la fièvre typhoïde et que, à ce titre,
en attendant mieux, il nous paraît devoir prendre place
dans le traitement habituel de cette maladie. »

Si l'acide salicylique n'a pas d'action réellement curative dans la fièvre typhoïde, ne pourrait-on pas, du
moins, l'employer utilement comme prophylactique en
temps d'épidémie ? Il semble prouvé que le contage de
la fièvre typhoïde s'introduit presque toujours dans
l'organisme par les voies digestives avec l'eau des boissons. S'il en est ainsi, on peut supposer que l'ingestion
quotidienne d'une petite dose d'acide salicylique pourrait peut-être annihiler ou paralyser le poison typhogène avant son absorption par la muqueuse intestinale.
Nous savons que l'emploi de cette substance même
longtemps continué est sans danger. En 1878, Kolbe
annonçait que, depuis deux ans, il faisait usage presque exclusivement de vin et de bière salicylés, et que,
en outre, depuis neuf mois, il prenait chaque jour un
gramme d'acide salicylique sous forme d'eau salicyl-
carbonique. L'acide carbonique était destiné à masquer
le goût de l'acide salicylique. Kolbe n'avait éprouvé
aucune modification fonctionnelle attribuable à ce ré-
gime, il dit même qu'il avait fait disparaître ainsi une

disposition au catarrhe de l'estomac. Il avait examiné plusieurs fois ses urines et n'y avait jamais trouvé d'albumine.

Quelques faits montrent que l'acide salicylique peut jouer le rôle d'agent prophylactique contre certaines épizooties et même contre la fièvre jaune.

Dans une communication à l'Académie des sciences, M. Schlumberger a cité le cas d'un grand éleveur des environs de Gotha qui, depuis quatre ans, n'a pas cessé chaque jour de faire absorber de l'acide salicylique à tous les animaux de ses exploitations agricoles ; grâce à cette mesure préventive, il a pu se préserver d'une façon complète de toute invasion contagieuse, alors que tout autour de lui le bétail de ses voisins était éprouvé par des épizooties.

Enfin, M. Walls-White a pu, par l'usage quotidien de l'acide salicylique, préserver de la fièvre jaune l'équipage d'un navire qui séjourna pendant plus de sept semaines dans la rade de Rio-de-Janeiro, en face d'un hôpital encombré de malades et au milieu d'une foule d'autres navires qui avaient chaque jour de deux à quatre malades mortellement atteints. Chaque homme de l'équipage prenait dans sa ration quotidienne de limonade citrique de 5 à 10 grains (de 32 à 65 centigr.) d'acide salicylique.

Il nous semble ressortir de ces faits que l'acide salicylique mériterait d'être essayé comme prophylactique en temps d'épidémie de fièvre typhoïde. Peut-être en serait-il de l'acide salicylique dans cette maladie, comme du pansement de Lister, qui, impuissant à guérir la pyémie une fois déclarée, est capable de la prévenir à coup sûr, s'il est appliqué en temps opportun.

CONCLUSIONS.

1° L'acide salicylique paraît exercer sur la température une action dépressive plus sûre, plus puissante et plus durable que tous les autres moyens antipyrétiques employés jusqu'ici dans le traitement de la fièvre typhoïde.

2° Dans les cas les plus favorables, la température, sous l'influence de l'acide salicylique, s'abaisse suivant une progression continue. Les exacerbations vespérales sont supprimées. La température du soir est inférieure à celle du matin, et la température du lendemain matin s'abaisse encore au-dessous de celle de la veille au soir.

3° D'ordinaire, en vingt-quatre ou trente-six heures, la température tombe à 37° ou même plus bas.

4° La défervescence produite par l'acide salicylique s'accompagne ordinairement d'un mieux-être sensible, d'un amendement notable des divers symptômes qui constituent l'état typhique.

5° L'acide salicylique n'exerce sur le pouls qu'une action très faible, souvent même nulle.

6° Il ne constitue pas un agent réellement curatif : il n'abrège pas la durée de la maladie, ne prévient pas les complications, ne s'oppose pas aux rechutes.

7° L'administration de l'acide salicylique peut être continuée pendant dix ou quinze jours sans produire d'accidents.

Rabeau.   10

8° Peut-être dans quelques cas a-t-il paru exalter la tendance aux hémorrhagies, surtout aux épistaxis. Il convient donc, en pareil cas, d'en suspendre l'emploi.

9° Dans quelques cas où la température, sous l'influence de l'acide salicylique, s'était abaissée brusquement au-dessous de la normale, on a noté un peu de dyspnée, rarement avec congestion pulmonaire, et un peu de subdélire. Dans aucun cas, ces accidents n'ont offert la moindre gravité ; il a suffi de suspendre l'emploi du médicament pendant vingt-quatre heures pour les faire disparaître.

10° L'albuminurie ne contre-indique pas l'usage de l'acide salicylique.

11° L'acide salicylique doit être donné à la dose de 5 à 7 gr. par prises de 0 gr. 50 d'heure en heure. Il convient de diminuer la dose lorsque la température est revenue à la normale, ou s'en est beaucoup rapprochée.

12° L'emploi de l'acide salicylique n'exclut en aucune façon les diverses médications dirigées contre tel ou tel symptôme, et notamment la médication tonique.

13° L'explication la plus plausible des effets antipyrétiques de l'acide salicylique est celle qui les rattache à une influence paralysante exercée sur la substance cellulaire.

INDEX BIBLIOGRAPHIQUE

BAELZ. — Salicylsaeure, salicylsaures Natron und Thymol in ihrem Einfluss auf Krankheiten, in Archiv der Heilkunde, 1877.

BÉCHAMP. — Observations sur les antiseptiques, in Montpellier médical, 1875 et 1876.

BENOIT. — De l'acide salicylique et du salicylate de soude. Thèse de Paris, 1877.

BINZ. — On febrifuges, in the Practitioner, 1876, t. XVI.

— Die Zerlegbarkeit des salicylsauren Natrons, in Berliner klinische Wochenschrift, 1876.

— Zur Salicylsaeure-und Chininwirkung, in Archiv für experimentelle Pathologie, 1877.

— Die Einwirkung der Kohlensaeure auf salicylsaures Natron, in Archiv für experim. Pathol., 1879.

— On the action of antiseptic medicines.... upon septicaemia and allied conditions, in Transactions of the international medical Congress held in London, 1881, vol. I, p. 454.

BLANC (J.). — Du traitement de la fièvre typhoïde par le calomel, le salicylate de soude et le sulfate de quinine. Thèse de Paris, 1881.

BLANCHIER. — Recherches expérimentales sur l'action physiologique du salicylate de soude. Thèse de Paris, 1879.

BOUCHARD. — Des néphrites infectieuses, in Revue de médecine, 1881, p. 671.

BRAND. — Salicyl-oder Wasserbehandlung ? In Deutsche militair-aerztliche Zeitschrift, 1876.

BRAUTLECHT. — Pathogene Bakterien im Trinkwasser bei Epidemien von Typhus abdominalis, in Virchow's Archiv, 1881, vol. 84, p. 80.

BUCHOLTZ. — Die antiseptische Wirkung der Salicylsaeure, etc., in Archiv für experimentelle Pathologie, 1875.

BUSS. — Ueber die Anwendung der Salicylsaeure als Antipyreticum, in Deutsches Archiv fur Klinische Medicin, 1875.

— Zur antipyretischen Bedeutung der Salicylsaeure. Stuttgard, 1876.

— Ueber die antipyretischen Wirkungen der Cresotinsaeure, in Berl. klin. Wochensch., 1876.

CAUSSIDOU. — Traitement de la fièvre typhoïde par le salicylate de soude, in Gazette hebdomadaire, 1881, p. 283.

CHIRONE. — Acido salicilico e salicilati, in Il Movimento, 1878.

DESPLATS. — Note sur l'emploi de l'acide phénique comme agent antipyrétique, in Bull. de l'Ac. de méd., 1880.

— Traitement de la fièvre typhoïde par l'acide phénique, in Bull. gén. de thérapeutique, 15 septembre 1882.

DESPLATS. — Action comparée de l'acide phénique et du salicylate de soude, in Union médicale, juillet 1882.

DIEHL. — Antipyretische Anwendung der Salicylsaeure, in Schmidt's Jahrbücher, Bd 172, p. 193, 1876.

DRASCHE. — Versuche mit Salicylsaeure, in Wiener medicin. Wochenschrift, 1875.

DUJARDIN-BEAUMETZ et CALLIAS. — De la résorcine et de son emploi en thérapeutique, in Bull. de thérap., 1881.

EBERTH. — Die Organismen in den Organen bei Typhus abdominalis, in Virchow's Archiv, 1880.

EWALD. — On salicylic acid as an antipyretic, in The Practitioner, 1876.

FESER und FRIEDBERG. — Zur Wirkung der Salicylsaeure, in Berl. klin. Wochensch., 1875, p. 321.

FOKKER. — Die Wirkung der Antipyretica, in Transactions of the internat. med. Congress held in London, 1881, vol. I, p. 459.

FISCHEL. — Ueber das Vorkommen von Mikrococcen in einigen Organen bei Typhus abdominalis, in Prager medicin. Wochensch., 1878.

FISCHER. — Zur antipyretischen Wirkung der Salicylsaeure und des salicylsauren Natrons, in Deutsche Zeitschrift fur praktische Medicin, 1875.

FLEISCHER. — Ueber die Einwirkung der Salicylsaeure auf den Harn, in Berl. klin. Wochensch., 1875.

— Ueber das Schicksal der Salicylsaeure im thierischen Organismus, in Deutsches Archiv für klinische Medicin, 1876.

FUERBRINGER. — Untersuchungen über die antifebrile Wirkung der Salicylsaeure, etc., in Centralblatt für die medicinischen Wissenschaften, 1875.

FUERBRINGER und SCHULTZE. — Zur Würdigung der Wirkungsweise des Natron salicylates bei einigen fieberhaften Krankheiten, in Deutsches Archiv für Klinische Medicin, 1876, Bd 17, p. 294.

GARCIN. — Onze cas de fièvre typhoïde traités par l'acide salicylique, in Journal de thérapeutique, 1876.

GELD. — Ueber die Wirkung der Salicylsaeure und des salicylsauren Natrnos auf die Koerperwaerme, in Centralblatt für die medic. Wissensch. 1876.

GEISSLER. — Ueber antipyretische Wirkung der Salicylsaeure und der salicylsauren Salze, in Schmidt's Jahrbücher, 1876, Bd 172, p. 185.

GISSLER und WENZEL. — Zur Wirkung der Salicylsaeure, in Schmidt's Jahrbücher, 1876, t. 172, p. 192.

GLÉNARD. — Valeur antipyrétique de l'acide phénique dans le traitement de la fièvre typhoïde; acide phénique ou bains froids ? Paris, 1881.

GOLTDAMMER. — Zur inneren Anwendung der Salicylsaeure, in Berl. klin. Wochensch., 1876.

GUÉRIN (Jules). — Expériences sur l'origine et la nature de la fièvre typhoïde, in Comptes rendus de l'Acad. des sc., 1877.

HALLOPEAU. — Du traitement de la fièvre typhoïde par le calomel, le salicylate de soude et le sulfate de quinine, in Union médicale, 1881.

HANOT. — Miliaire bactéridienne dans la fièvre typhoïde, in Revue de médec., 1881, p. 821.

JACCOUD. — Traitement de la fièvre typhoïde, in Mouvement médical, 1877 p. 164 et 181.

JAHN. — Die Typhuserkrankungen der Garnison Stargard i. P. in den Jahren, 1872, 1874, und 1875, als Grundlage für die Beurtheilung der Salicylsaeure and ihres Natronsalzes als Heilmittel, in Deutsches Archiv für klinische Medizin, 1878; Bd 16, p. 401.

JALAN DE LA CROIX. — Das Verhalten der Bakterien gegen einige Antiseptica, in Archiv für experimentelle Pathologie, 1881, t. XIII, p. 175.

KLEBS. — Der Bacillus des Abdominal typhus und der typhœse Process, in Archiv für experim. Pathol., 1881, t. XIII, p. 381.

KŒHLER. — Ueber Salicylsaeure und salicylsaures Natron, in Centralblatt für die medicin. Wissensch., 1876.

— Zur Pharmako-dynamik der Salicylsaeure-præparate, in Deutsche Zeitsch. für prak. Med., 1876.

KOLBE. — Ueber eine neue Darstellungsmethode und einige bemerkenswerthe Eigenschaften der Salicylsaeure, in Journal für praktische Chemie, 1875.

— Versuche ueber die gaehrungshemmende Wirkung der Salicylsaeure, etc., in Centralblatt für medic. Wissensch., 1875.

— Ist anhaltender Genuss kleiner Mengen Salicylsaeure der Gesundheit nachtheilig? In Centralblatt für die medicin. Wissensch., 1878, p. 831.

KRAJEWSKI. — Ueber die Wirkung der gebraeuchlichsten Antiseptica auf einige Contagien, in Archiv für experim. Pathol., 1881, t. XIV, p. 138.

LAMMERS. — Beitrag zur Wirkung des Natron salicylicum beim Typhus abdominalis. Dissert. inaug. Gœttingen, 1879.

LEONHARDI-ASTER. — Beitræge zur Wirkung der Salicylpraeparate, in Deutsche Zeitsch. für prakt. Med., 1876.

LETZERICH. — Studien ueber Typhus abdominalis, in Virchow's Archiv, 1876, Bd 68, p. 532.

— Experimentelle Untersuchungen ueber Typhus abdominalis, in Archiv für experim. Pathol., 1881, t. XIV, p. 212.

LIEBERMEISTER. — Handbuch der Pathologie und Therapie des Fiebers, p. 644.

— Typhus abdominalis, in Ziemssen's Handbuch der speciellen Patholog und Therapie, Bd II, 1874.

— Antipyretische Medicamente, in Ziemssen's Handbuch der allgemeinen Therapie, 1880, Bd I, p. 69.

MOELI. — Ueber den Ersatz der Salicylsaeure als Antifebrile durch das salicylsaure Natron, in Berl. klin. Wochensch., 1875, p. 517.

— Zur Kenntniss des Natron salicylicum, in Deutsches Archiv für klin. Medizin, 1876, t. XVII, p. 592.

MURCHISON. — La fièvre typhoïde, trad. franç. par Lutaud, 1878.

MUSY. — L'acide salicylique et le salicylate de soude, thèse de Paris, 1877.

NATHAN. — Ueber die Bedeutung des Natron salicylicum als Antipyreticum. Diss. inaug., Kiel, 1875.

NEUBAUER. — Ueber die gaehrungs-hemmende Wirkung der Salicylsaeure, in Journal für praktische Chemie, 1875.

NOTHNAGEL et ROSSBACH. — Eléments de matière médicale et de thérapeutique, trad. franç., 1880, p. 435 et 530.

OLTRAMARE. — Action physiologique du salicylate de soude sur la calorification, la circulation et la respiration. Thèse de Paris, 1879.

OULMONT. — Discussion sur l'acide salicylique et les salicylates, in Bull. de l'Acad. de méd., 1877, p. 804.

PÉCHOLIER. — Sur les indications du traitement de la fièvre typhoïde par la créosote ou l'acide phénique et les affusions froides, in Montpellier médical, 1874, t. XXXIII, p. 36.

PETER. — Les bains froids coup sur coup dans la fièvre typhoïde, in Union médicale, 1871.

PLATZER. — Zur innerlichen Anwendung der Salicylsaeure, in Baierliches Intelligenz-blatt, 1877.

RAMONET. — De l'action et des règles de la médication phéniquée dans la fièvre typhoïde, in Arch. gén. de méd., 1882.

RAYMOND. — Acide phénique et phénate de soude, in Comptes rendus de la Société de biologie, 9 juillet 1881.

RIEGEL. — Ueber die innerliche Anwendung der Salicylsaeure, in Berl. klin. Wochensch., 1876, p. 181 et 194.

RIESS. — Ueber die innerliche Anwendung der Salicylsaeure in Berl. klin. Wochensch., 1875, p. 673 et 690.

ROBIN (Albert). — Note sur l'acide salicylique dans la fièvre typhoïde, in Gaz. méd. de Paris, 1877.

RONDOT. — L'acide phénique dans la fièvre typhoïde, in Gaz. hebd. des sc., méd. de Bordeaux, 1881.

ROSENTHAL. — Ueber die antifebrile Wirkung der Salicylsaeure. Inaug. Diss. Berlin, 1875.

ROYER (Louis). — De l'acide phénique et du phénate de soude dans la fièvre typhoïde. Thèse de Paris, 1881.

SCHLUMBERGER. — Sur l'acide salicylique et ses applications, in Comptes rendus de l'Acad. des sc., 1881, p. 1042.

SCHROEDER. — Zur Anwendung der Salicylsaeure, resp. des Natron salicylicum beim Typhus, in Deutsches Archiv für klin. Med., 1876, Bd XVIII, p. 514.

SCHWARZ. — Praktische Mittheilungen ueber die Wirkung der Salicylsaeure, in Wiener medizinische Presse, 1877, XVI, p. 613, 628, 652.

SÉE (G.). — Etudes sur l'acide salicylique et les salicylates in Bull. de l'Ac. de méd., 1877, p. 689.

SKINNER. — On the treatment of enteric fever by the use of internal disinfection, in the Practitioner, 1873, XI, p. 176.

SOKOLOFF. — Zur Pathologie des akuten Milztumors, in Virchow's Archiv, 1876, Bd 66, p. 171.

SYMONEAUX. — Traitement abortif de la fièvre typhoïde par l'acide phénique, in Bull. de l'Ac. de méd., 1880.

THOMAS (J.-P.). — Salicylic acid as an antiperiodic and general febrifuge, in Philadelphia medical and surgical reporter, 1877.

TIZZONI (Guido). — Studj di patologia sperimentale sulla genesi e sulla natura del tifo addominale, in Annali universali di medicina e chirurgia, 1880, t. 251, p. 97.

VAN OYE. — De l'action de l'acide phénique sur les fébricitants. Thèse de
Paris, 1880.

VULPIAN. — Du mode d'action du salicylate de soude dans le traitement du
rhumatisme articulaire aigu, in Journ. de ph. et de ch., 1880 et 1881.

— Sur des essais de traitement de la fièvre typhoïde au moyen du salicylate de
bismuth, in Journal de pharmacie et de chimie, 1882.

— Traitement de la fièvre typhoïde par l'acide salicylique, in Bull. de l'Ac.
de méd., séance du 22 août 1882.

WAGNER (W.). — Praktische Beobachtungen ueber die Wirkung der Salicylsaeure, in Journal für praktische Chemie, 1875.

WHITE. — Traitement prophylactique de la fièvre jaune par l'acide salicylique, in Journal d'hygiène, 1881, p. 415.

WILKS (G.). — The administration of sulphurous acid in typhoid fever, in
British medical Journal, 1870.

WOLFFBERG (S.). — Ueber die antipyretische Bedeutung der Salicylsaeure, in
Deutsches Archiv für klin. Med., 1875, Bd XVI, p. 162 et 185.

ZIMMERMANN. — Ein Beitrag zur Kenntniss der antifebrilen Wirksamkeit der
Salicylsaeure, in Archiv für experim. Pathol., 1875.

TABLE DES MATIÈRES

Paris. — A. PARENT, imp. de la Fac. de médec., rue M.-le-Prince, 31.
A. DAVY, successeur.